잘 먹고 잘 싸기

잘 먹고 잘 싸기

초판발행일 | 2017년 4월 29일

지은이 | 박효진
펴낸곳 | 도서출판 황금알
펴낸이 | 金永馥

주간 | 김영탁
편집실장 | 조경숙
인쇄제작 | 칼라박스
주소 | 03088 서울시 종로구 이화장2길 29-3, 104호(동숭동)
물류센타(직송 · 반품) | 100-272 서울시 중구 필동2가 124-6 1F
전화 | 02) 2275-9171
팩스 | 02) 2275-9172
이메일 | tibet21@hanmail.net
홈페이지 | http://goldegg21.com
출판등록 | 2003년 03월 26일 (제300-2003-230호)

값은 뒤표지에 있습니다.

ISBN 979-11-86547-61-8-13510

*이 도서의 국립중앙도서관 출판예정도서목록(CIP)은 서지정보유통지원시스템 홈페이지(http://seoji.nl.go.kr)와 국가자료공동목록시스템(http://www.nl.go.kr/kolisnet)에서 이용하실 수 있습니다.(CIP제어번호: CIP2017009578)

위장관질환에서 궁금한 질문 180가지

잘 먹고 잘 싸기

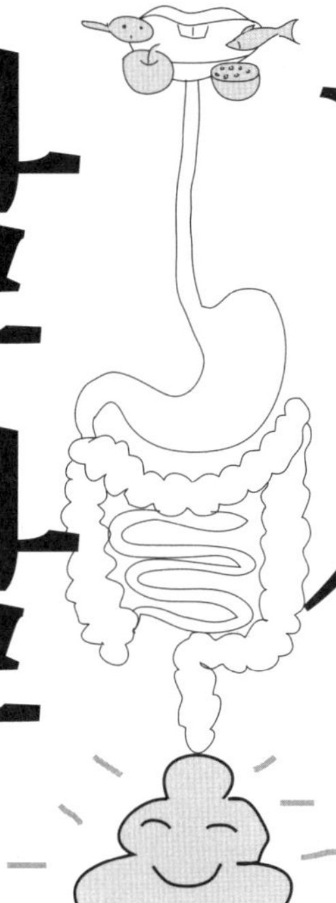

박효진 지음

황금알

머리말

건강한 삶을 위한 잣대로 3쾌(三快), 즉 快食(쾌식), 快便(쾌변), 快眠(쾌면)이 있는데, 이 중 쾌식과 쾌변에 문제가 생기면 필자가 전공하는 소화기내과 환자가 됩니다. 잘 못 먹거나 잘 못 싸게 되는 식도, 위장 질환은 한국인 중 약 15%가 관련 질환을 앓고 있으며, 소화기내과 외래 환자 중 가장 흔한 질환입니다.

필자의 외래를 방문하는 환우들께 Eye contact도 가능한 한 오래 하고 밝은 미소도 지으려 하지만, 제한된 외래 진료 시간에 많은 분들을 진료하다 보니, 설명과 소통하는 시간이 부족해서 늘 안타깝게 생각하였습니다. 그래서 병원 내 블로그를 활용하여 여러분들이 궁금해하시는 위장관 질환 정보를 하나둘 게재하다 보니, 접속 방문자 수가 제일 많아 2015년도에는 병원 내 블로그 우수상을 받기도 하였고, 어느 잡지에서는 '설명 잘하는 의사'로 선정하기도 하였습니다.

식도, 위장관 질환 환우들은 물론 일반인에게도 도움이 될 수 있도록 필자의 블로그에 게재한 글들과 각종 건강 관련 인터뷰 기사들을 정리해서 이번에 책으로 엮게 되었습니다. 아무쪼록 일반인에게는 식도, 위장관 질환을 예방하고, 환우들에게는 질병으로부터 자유로워지기 위한 지침서가 되길 소망합니다.

끝으로 본 책을 출간하는데, 많은 도움을 주신 황금알 출판사 김영탁 대표님과 강남세브란스병원 소화기내과 과원들, 그리고 사랑하는 가족에게 진심으로 감사드립니다.

2017년 1월

창 너머 흰 눈 내리는 언주로가 내려다보이는 교수실에서

박효진

차 례

머리말 • 4

I. 식도

1. 아칼라지아 • 12
2. 위식도 역류질환/역류성 식도염 • 19
3. 바렛 식도 • 23
4. 호산구 식도염 • 25
5. 말로리 와이스 증후군(Mallory-Weiss syndrome) • 28
6. 구강 작열감 증후군 • 31
7. 식도암 • 35
8. 상부위장관 스텐트 • 38

Ⅱ. 위

9. 위질환의 전반적인 이해 • 42
10. 소화불량증 • 48
11. 위 건강에 좋은 식생활 습관 • 52
12. 미란성 위염 • 58
13. 소화성 궤양 • 61
14. 만성 위축성 위염 • 64
15. 장상피화생 • 66
16. 헬리코박터균 감염 • 70
17. 위 선종 • 74
18. 위 내시경 점막하 박리술 • 77
19. 인환세포암(반지세포암) • 81
20. 점막하 종양으로 오인된 위암 • 84
21. 점막하 종양 • 86
22. 위 림프종 • 90
23. 위암 예방을 위한 밥상 • 94

Ⅲ. 소장

24. 소장 질환 • 98
25. 캡슐 내시경 • 100
26. 빈혈과 흑색변 • 104

Ⅳ. 대장

27. 대장 질환의 전반적인 이해 • 108
28. 분변 잠혈 반응 검사 • 119
29. 대장 게실 • 122
30. 변비 • 125
31. 노인 변비 • 130
32. 과민성 장 증후군 • 133
33. 만성 가성 장폐쇄증 • 139
34. 장염 • 142
35. 허혈성 대장염 • 151
36. 항생제 연관 설사증 • 155

37. 위막성 대장염 • 157
38. 방사선 직장염 • 159
39. 궤양성 대장염 • 162
40. 크론병 • 165
41. 궤양성 대장염에서 동반된 거대세포 바이러스 대장염 • 168
42. 대장 용종 • 170
43. 대장암 • 175
44. 직장 유암종 • 179

Ⅴ. 기타

45. 종양표지자 • 184
46. 중복 증후군 • 189
47. 항문 소양증 • 192
48. 대변 실금 • 196

색인 • 198

I. 식도

1. 아칼라지아

2. 위식도 역류질환/역류성 식도염

3. 바렛 식도

4. 호산구 식도염

5. 말로리 와이스 증후군(Mallory-Weiss syndrome)

6. 구강 작열감 증후군

7. 식도암

8. 상부위장관 스텐트

1. 아칼라지아

1) 아칼라지아는 어떤 병인가요?

아칼라지아는 음식을 삼킬 때 식도와 위 경계부위인 하부식도괄약근이 불완전하게 이완되는 대표적인 식도 운동성 질환입니다. 1672년 식도가 확장되어 있는 환자에게 고래뼈를 이용하여 성공적으로 치료한 증례가 최초로 보고되었으나, 19세기에 비로소 협착이 없으면서 식도가 확장된 진정한 의미의 아칼라지아 증례가 보고되었습니다. 칼라지아(chalasia)는 희랍어로 '이완'이란 뜻으로 1927년 Hurst가 본 질환이 하부식도괄약근이 정상적으로 이완을 하지 못한다고 하여 이완불능이란 뜻의 '아칼라지아(achalasia)'란 용어를 처음 쓰기 시작하였습니다.

아칼라지아는 원인을 알 수 없는 특발성이 대부분이지만, 이차적인 어떤 원인질환에 의해 발생한 경우를 속발성 아칼라지아라고 합니다. 알려져 있는 이차적 원인으로는 샤가스(Chagas)병, 유전분증, 유육종증 등의 양성 질환과 당뇨병, 가족성 부신피질성 스테로이드 결핍 증후군, 다발성 내분비성 종양 등의 전신질환에 의한 경우가 보고되고 있습니다.

악성 종양에 의한 속발성은 드물게 나타나며 악성 종양에 의한 경우를 가성 아칼라지아라고도 부르는데, 이러한 가성 아칼라지아가 전체 아칼라지아의 4% 정도를 차지하고 있습니다. 속발성과 가성 아칼라지아의 치료는 특발성과는 달리 원인 질환에 대한 치료가 중요합니다.

2) 얼마나 흔한 병인가요?

아칼라지아에 대한 국내 역학 연구상 인구 십만 명당 0.4 예의 연 발생 빈도를 보였고, 외국의 경우도 광범위하게 연구되지는 않았지만, 영국에서는 인구 십만 명당 7~13 예의 유병률과 인구 십만 명당 매년 0.5 예의 발생빈도가 보고되고 있습니다. 미국 미네소타주 지역 주민 대상 연구에서도 인구 십만명당 매년 0.6 예의 발생 빈도를 보고하였고, 성별이나 인종에 따른 차이는 없다고 하였습니다. 본 질환의 임상 연구상 환자의 연령 분포는 출생 후부터 80대까지 다양하였고, 14세 미만의 소아는 전체 아칼라지아 환자의 약 2%를 차지한다고 보고되었습니다. 보고된 환자들의 평균 연령은 60세였으며 40대군이 가장 많았습니다.

3) 어떤 증상들이 있나요?

병원에 내원하기 전 평균 증상 기간은 2년 정도로 보고되고 있습니다. 주로 호소하는 임상 증상은 고형 및 액상 음식물에 대한 진행성 삼킴 곤란이 특징이며, 식도에 고였던 음식물이 아침에 일어나면 입 밖으로 흘러나와 있거나, 야간에 역류되어 폐로 흡인되어 폐렴 등의 호흡기계 증상을 유발하기도 합니다. 때로는 좁아진 하부식도 상방의 늘어난 식도에 의한 압박감 및 흉통을 호소하기도 합니다.

한 외국 연구는 삼킴 곤란(97%), 음식 역류(66%), 흉통(42%), 흉부 작열감(42%), 체중감소(34%) 등의 증상을 보고하였고, 한 국내 보고에 따르면 29명의 환자 중 100%에서 삼킴 곤란이 나타났고, 역류(48.3%), 체중 감소(27.6%), 삼킴시 통증(24.1%) 등의 순으로 증상이 발현되었다고 합니다.

삼킴 곤란은 초기에는 간헐적으로 나타나고, 음식의 크기나 성질에 좌우되기도 합니다. 시간이 경과함에 따라 삼킴 곤란은 천천히 악화되다가 결국 액상 및 밥 같은 고형식에 대해서 삼킴 곤란이 발생하게 됩니다. 따라서 환자는 이를 극복하기 위해서 삼킴을 반복해서 하기도 하고, 식사를 소량씩 한다든가, 식사시 물을 많이 마신다든가, 혹은 식도 배출을 증가시키기 위해 특수한 수기, 즉 식사후 팔을 머리 위로 올린다든지 혹은 몸을 뒤로 젖히는 동작을 취하기도 합니다.

아칼라지아는 식도암의 전암성 병변으로 알려져 있으며, 아칼라지아를 가진 환자에서 식도암이 발생할 위험도는 정상인과 비교할 때 약 7~17배에 이른다고 합니다. 아칼라지아에서 식도암의 발생 빈도는 보고자에 따라 2.0~8.6%로 다양하며, 이러한 발생 빈도의 차이는 보고마다 아칼라지아의 추적 기간이 다르기 때문으로 생각됩니다.

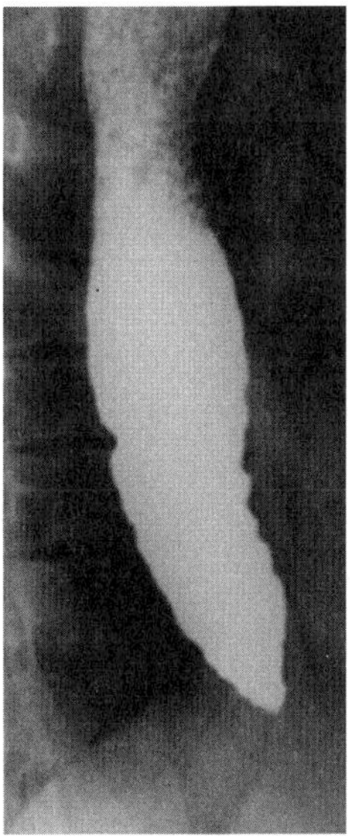
아칼라지아의
식도 조영술 사진

아칼라지아에서 식도암의 발생 기전으로는 식도 내용물의 만성적인 저류로 인해 저류성 식도염이 발생하고, 이로 인한 식도 점막의 국소적인 자극이 식도점막세포의 이형성 변화를 유발하여 암으로까지 진행한다고 보고되고 있습니다. 식도암의 조기발견을 위해서 환자의 증상과 상관없이 아칼라지아가 발병한 지 15년 이상인 경우에는 매년 내시경검사를 시행할 것을 권하고 있습니다.

4) 치료는 어떻게 하나요?

식도 신경 및 근육활동 이상으로 발생하는 아칼라지아 질환을 근본적으로 치료할 수 있는 방법은 아직 없으며, 삼킨 음식물이 식도에서 위로 무리없이 배출되도록 하부식도 조임근 압력을 감소시키는 치료법이 주로 사용되는데, 약물요법, 내시경적 치료, 수술요법이 해당됩니다.

약물요법은 하부식도 조임근 압력을 일시적으로 낮추는 약물을 투여함으로써 부분적 치료효과를 거둘 수 있으나, 오래 지속되지 못하고 부작용을 나타내기에 장기 치료로는 적합치 못하여 고령환자나 동반 중병을 갖는 환자에게 보조적 목적으로 사용합니다.

성인 아칼라지아 환자 치료에 있어 비용과 효과면에서 가장 우수하여 많이 사용되고 있는 풍선 확장술은 내시경의 채널 안으로 풍선 확장기를 통과시킨 후 식도를 넓혀주는 방법으로, 시술받은 환자의 80~90%가 1년간 재발하지 않고 만족도를 보이며 시술 5년째까지도 60% 정도의 환자가 불편함을 느끼지 못합니다.

내시경을 이용한 다른 치료법으로 보툴리늄 독소(보톡스)를 하부식도 조임근에 주입하는 방법도 있습니다. 보톡스를 주입하여 조임근의 흥분성 신경 작용을 감퇴시켜 조임근의 압력을 감소시키는 원리를 이용한 것입니다. 치료 직후 약 85~90%의 환자에게서 증상개선 효과를 확인할 수 있으나, 수용체가 재생되면서 6개월 이내에 35~50%의 환자가 재발증상을 겪게 됩니다.

최근에는 경구 내시경적 근절개술(per-oral endoscopic myotomy, POEM, 포엠)이 도입되면서, 아칼라지아 중 식도 체부 수축이 높은 유형 혹은 과거 풍선확장술 시술 후 재발한 경우에 활발히 시행되고 있습니다.

대부분의 아칼라지아 질환은 적극적 치료를 통해 충분한 증상 완화 효과를 기대할 수 있습니다.

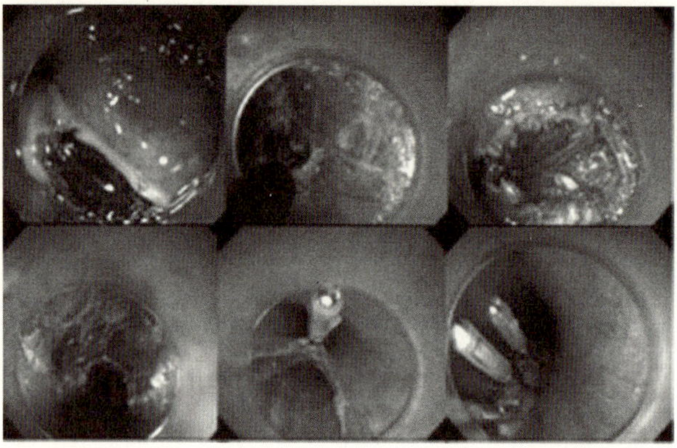

경구 내시경적 근절개술(per-oral endoscopic myotomy, POEM, 포엠) 시술 사진

아칼라지아 환자들에게 권유하고 싶은 생활 속 주의사항 세 가지는 다음과 같습니다.

① 아칼라지아 환자들은 식사시 정상인보다 천천히, 그리고 충분히 씹어 음식물을 섭취해야 합니다.

② 식사 중 규칙적으로 물을 마시는 방법은 증상 개선에 도움을 주지만, 찬물은 식도 기능을 저하시키기에 따뜻한 물을 마시는 것이 좋습니다.

③ 병원을 찾아 아칼라지아 치료를 받은 환자라면 정상적인 식사를 하되, 식사 후 바로 자리에 눕지 말고 야식(夜食)은 삼가합니다.

2. 위식도 역류질환/역류성 식도염

5) 위식도 역류질환/역류성 식도염, 어떤 질환입니까?

여러 가지 원인에 의해 위산 등의 위 내용물이 식도로 올라와서 가슴쓰림 등의 증상을 초래하는 것을 위식도 역류질환, 이 중 식도 점막의 염증을 초래한 것을 역류성 식도염으로 정의합니다. 위식도 역류질환과 역류성 식도염은 서구인에서 많이 보이는 대표적인 소화기 질환인데, 한국인에서도 점점 증가하고 있습니다.

80년대 중반만 해도 우리나라에 역류성 식도염은 매우 찾아보기 힘든 질환이었습니다. 그러나 이제는 우리나라 사람 10명 중 1명 꼴로 위식도 역류질환을 갖고 있으며, 최근 10년 사이 가장 가파른 증가세를 보이고 있는 소화기 질환으로 대두하고 있어 조기 진단에 따른 적절한 치료가 필요합니다.

6) 역류성 식도염의 대표적인 증상은 어떠한 것이 있습니까?

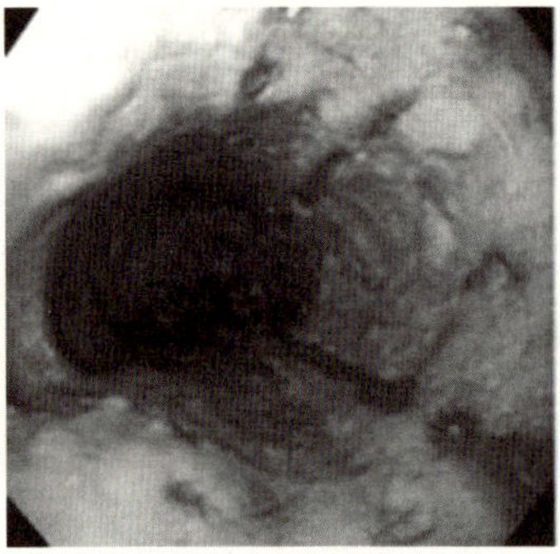

역류성 식도염 내시경 사진

가장 흔한 증상으로는 가슴쓰림과 신물이나 쓴 물이 목으로 자주 올라오는, 산 역류 증상이 있습니다. 가슴 통증과 목의 이물감 그리고 기침 등의 증상이 동반될 수 있습니다.

특히 가슴에 통증이 생기는 경우가 많아서 협심증으로 오인하고 심장내과 외래를 방문하여, 심장 자체에는 문제가 없다는 진단을 받고서야 뒤늦게 소화기내과를 방문하는 경우가 종종 있습니다.

또 증상이 심해지면 식도궤양이나 출혈을 일으키기도 하고, 재발과 치료가 반복되면 식도암의 전구 병변인 바렛 식도 혹은 식도 협착을 초래하여 음식물 삼킴에 장애를 가져오기도 합니다.

7) 비만과 과식이 위식도 역류를 악화시키는 이유는 뭔가요?

비만한 체형은 평소에 복압을 상승시켜 위산이 식도로 쉽게 넘어가게 하고, 과식을 하는 경우 과다한 음식물로 인해 위 식도 사이에 있는 조임 근육의 기능이 약해져서, 위가 식도로 탈장이 일어날 수 있고 그럴 경우 역류를 유발하게 됩니다. 따라서 적절한 체중을 유지하고 과식을 자제하는 것이 예방과 치료에 도움이 됩니다.

8) 역류성 식도염의 예방과 증상 완화를 위하여 피해야 할 식단이나 음식에는 어떠한 것이 있습니까?

기름진 식단과 습관적인 야식은 역류를 유발하므로 피해야 합니다. 특히 취침 전 음주와 탄산, 카페인 음료 섭취는 하부 식도 조임 근육을 느슨하게 해 위산의 역류를 심하게 하기 때문에 조심해야 합니다.

음주 후 술이 빨리 깨기 위해 간혹 구토를 일부러 하는 분들이 있는데 식도-위 사이 점막의 출혈을 초래할 수 있으므로 절대 해서는 안됩니다.

적절한 체중 유지를 위해 고칼로리의 음식과 과식을 줄이도록 합니다.

9) 역류성 식도염의 치료는 어떻게 이루어지는지요?

역류성 식도염은 우리의 잘못된 식습관과 생활습관에서 비롯된 '생활 습관병'입니다.

그러므로 위산 분비 억제제 등 적절한 약물치료와 함께 식이 조절과 절주, 금연 등의 생활습관 교정이 이루어질 때 증상 완화는 물론 치료에 이를 수 있습니다.

약물로는 양성자 펌프억제제를 사용하여 위산 분비를 억제시켜 치료합니다. 보통 초기 치료로 아침 식전 4주에서 8주간 사용하며, 유지요법으로 6개월~1년 정도 복용합니다.

약을 드신 후 일시적으로 증상이 좋아지더라도 생활 습관을 교정하지 않으면, 치유와 재발이 반복되는 경우가 많습니다. 따라서 환자 본인의 생활 습관 교정 의지가 있어야만 완치가 된다는 것을 꼭 기억해야겠습니다.

3. 바렛 식도

10) 바렛 식도는 어떤 병인가요?

바렛 식도는 만성적인 위산역류/식도염으로 인하여 편평상피로 된 정상적인 식도점막이 탈락되고 위에서 관찰되는 원주상피로 변화한 것을 말합니다. 즉 위식도 역류질환의 장기적인 합병증의 하나로 볼 수 있습니다.

바렛 식도는 식도 선암의 전암 병변이며, 정상인보다 20~30배 정도 암 발생 위험도가 높은 것으로 알려져 있습니다.

알코올과 담배는 바렛 식도 발생에는 큰 영향을 미치지 않으나, 일단 바렛 식도가 발생하면 발암에 영향을 미치게 됩니다.

바렛 식도가 의심되면 내시경적 조직검사로 확진하며, 조직검사상 이형성이 없으면 1~2년 간격으로 내시경 검사를 하게 됩니다. 대부분은 이형성이 없는데 이 경우는 걱정하지 않아도 됩니다. 여기서 이형성이란 산에 의한 세포 손상에 따라서 유전자 함량이 변화하면 형태학적 변화를 가져오는데, 이형성은 구조적 이상과 세포핵의 특징에 따라 저등급, 고등급으로 분류합니다.

역류 증상이 있으나 조직 검사를 해서 이형성이 없는 경우에는 산분비 억제제 약물치료를 하게 되지만, 이형성이 동반된 경우에는 여러 다양한 내시경적 치료를 하게 되고, 이형성이 고등급이거나 암성 변화가 있는 경우에는 식도 절제술을 하게 됩니다.

4. 호산구 식도염

28세 남자가 수년 간의 삼킴곤란으로 외래로 내원하였습니다. 여러 병원에 다녀보았지만 원인이 명확히 밝혀지지 않아 '특발성 삼킴 곤란증'이라는 진단을 받은 환자였습니다. 이후 본원에 내원하여 내시경 검사 및 조직검사를 받았고 호산구 식도염으로 진단받았습니다. 호산구 식도염은 알레르기 관련 음식물에 노출됐을 때 호산구라고 불리는 면역세포가 생성되어 식도 안으로 들어가면서 염증과 부종을 야기합니다. 이는 음식 섭취의 어려움을 가져올 수 있습니다.

11) 원인은 무엇인지요?

호산구 식도염의 원인은 아직 명확하게 밝혀지지 않았으나 알레르기와 관련이 있습니다. 약 50~70% 환자가 알레르기 피부반응 검사에서 양성반응을 보입니다. 주로 소아나 젊은 성인들에게 발생하고, 음식 알레르기가 있는 경우나 아토피가 있는 경우에 흔하며, 기타 알레르기 질환(천식, 알레르기 피부질환, 습진, 알레르기 비염)이 있는 성인에서도 발생할 수 있습니다.

12) 증상은 어떠한 것이 있는지요?

대개는 삼킴 곤란(93%)으로 병원에 찾아오며, 가슴쓰림(23.6%), 구토, 식도에서의 음식물 박힘 등으로 병원에 내원하기도 합니다. 이러한 증상들은 다른 식도질환과 유사한 증상이기 때문에 호산구 위장관염, 아칼라지아, 위식도 역류질환 등과 감별해야 합니다.

13) 진단은 어떻게 하나요?

진단을 위해서 과거력, 임상 증상, 내시경 검사 및 조직 검사를 시행하고, 기타 다른 질환을 배제하기 위한 검사들이 필요합니다. 내시경 소견으로는 동심원 모양의 주름, 종축 방향의 골, 쉽게 손상되는 점막, 고르지 않게 분포하는 다수의 백색 결절 등이 관찰되며, 식도 점막 조직 검사를 해서 호산구 증가가 있는 경우에 진단하게 됩니다. 원인이 음식물이나 흡입 항원에 대한 과민 반응으로 인한 것일 수 있으므로, 항원을 찾기 위해 알레르기 피부검사, 항체검사 등을 시행하기도 합니다.

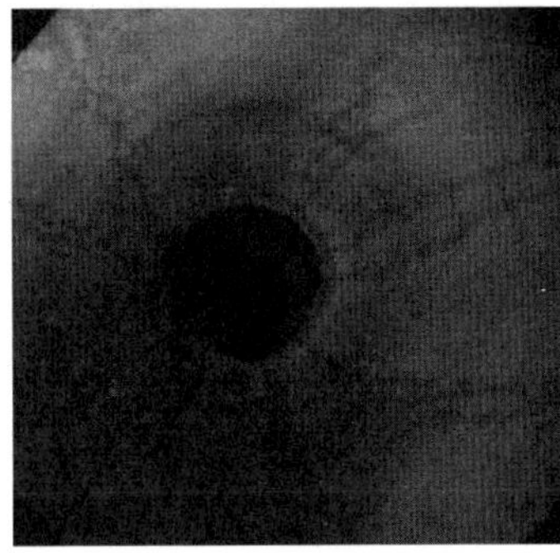
호산구 식도염 내시경 사진

14) 치료는 어떻게 하는지요?

치료를 위해서는 정확한 진단이 필요합니다.

알레르기 검사에서 양성반응을 보인 환자라면 원인 음식의 식이 제한을 해야 하며, 위식도 역류질환에 사용되는 프로톤펌프 억제제를 복용해 보기도 합니다. 이러한 치료로 효과가 없다면 국소 스테로이드 요법이나 다른 면역조절치료를 시도하기도 합니다. 염증이 심해 식도 협착이 심할 경우 내시경 확장술을 고려할 수 있습니다.

최근 조금씩 증가하고 있는 호산구 식도염은 만성 염증 질환이어서 치료를 중단하면 재발하는 경우가 많으므로, 주치의와 상의하여 꾸준한 관리와 치료가 요구됩니다.

5. 말로리 와이스 증후군(Mallory-Weiss syndrome)

15) 말로리 와이스 증후군이란?

말로리 와이스 증후군은 구토할 때 생기는 압력과 위에서 역류한 위산 또는 음식물로 인해 위나 식도의 점막이 손상을 받고 찢어져서 출혈을 일으키는 질환입니다. 1929년에 미국의 병리학자인 말로리와 내과의사인 와이스가 발견하여 명명했습니다. 상부 위장관 출혈의 3~15% 정도를 차지하고 있으며, 여자보다 남자에 많고 30~40대에 많이 발생한다고 알려져 있습니다.

16) 원인과 증상은 무엇인가요?

음주로 인해 구토를 하는 경우 흔히 발생하지만, 식중독이나 다른 원인에 의해서도 발생할 수 있습니다. 구토를 하게 되면 식도와 위가 만나는 부위의 점막이 상처를 입어서 찢어지게 되는데, 특히 위 쪽의 점막이 손상되는 경우가 많습니다. 반복적인 점막 손상에 의해 그 밑에 위치한 혈관이 파열되면 출혈을 일으킬 수 있습니다. 출혈이 크지 않은 경우에는 치료 없이도 회복되며 이 경우 증상이 없을 수도 있으나, 심한 구역, 구토를 호소하다가 토혈로 이어질 수도 있습니다.

17) 치료는 어떻게 합니까?

말로리 와이스 증후군의 80~90%는 저절로 출혈이 멎게 됩니다. 치료로는 수액 공급, 수혈, 지혈약물 등의 내과적 치료를 시행할 수 있습니다. 하지만 출혈이 심하거나 지속되거나 상처가 깊어 식도의 천공이 의심되는 경우 내시경을 이용한 치료가 필요

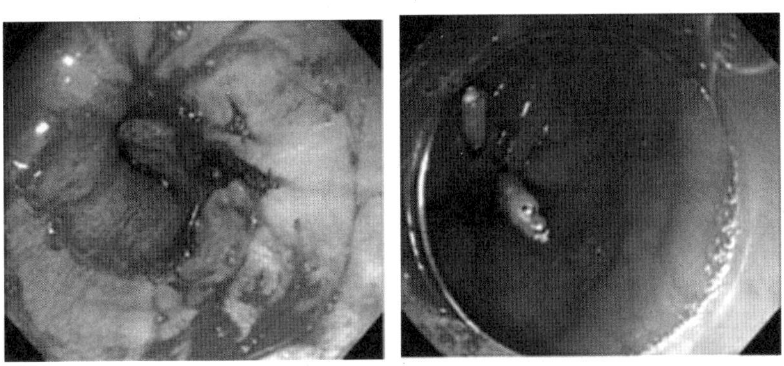

토혈 증상의 환자에게서 내시경으로 위식도접합부에 점막 손상을 동반한 출혈이 관찰되어 클립으로 지혈한 예.

합니다. 손상 부위를 클립이나 고무밴드 등으로 봉합 혹은 지혈하거나 약물을 주입하여 출혈을 멎게 합니다.

6. 구강 작열감 증후군

18) 구강 작열감 증후군(Burning mouth syndrome)이란?

구강작열감 증후군이란 뚜렷한 기질적인 원인이 없는데도 불구하고 4~6개월 이상 입천장 안쪽, 혀, 입술 등이 화끈거리거나 따끔한 통증을 호소하는 질환을 말합니다. 구강작열감 증후군은 전체 인구의 약 2.5~5% 정도에서 나타나고 있으며, 특히 폐경기 이후의 여성이나 중년 이후의 노년층에서 주로 발생하고 있습니다.

19) 구강작열감 증후군의 원인은 무엇인가요?

구강작열감 증후군 환자의 과반수 이상은 특별한 원인을 찾을 수 없는 경우가 많습니다. 정확한 원인은 아직까지 알려져 있지 않지만, 호르몬 분비에 변화가 있거나 스트레스, 우울증, 면역체계의 이상, 미각이나 통증을 조절하는 신경의 손상, 구강 내 불량한 보철물 및 의치(틀니)가 있거나 알레르기가 있는 경우 발생 빈도가 높아질 수 있습니다.

20) 구강 작열감 증후군의 증상은 어떠한가요?

주로 혀, 입천장, 입술 등이 화끈거리거나 쓰라리며 따끔거리는 증상이 나타나고 가끔 조이는 통증을 호소하기도 합니다. 구강의 화끈거리는 증상 외에도 건조감, 맛의 변화, 치아 통증 등 다양한 구강내 불편감이 있을 수 있으며, 심한 경우에는 정서불안 증상이 나타나기도 합니다.

21) 구강작열감 증후군은 어떻게 진단하나요?

구강작열감 증후군은 특별한 원인 없이 구강 통증이 지속되거나 반복될 때 진단할 수 있으며, 가능한 원인을 찾기 위해 혈액검사, 알레르기 검사, 방사선 검사, 심리 검사 등이 시행될 수 있습니다. 구강작열감 증후군을 진단하기 위해서는 다음과 같은 진단 기준이 있습니다.

① 매일 반복되는 양측 구강 점막의 타는 듯한 통증

② 적어도 4~6개월 이상 지속되는 통증

③ 하루 중 통증이 지속적이거나 강도가 증가

④ 먹거나 마실 때 통증이 악화되지 않음

⑤ 수면에 거의 영향을 주지 않음

22) 구강작열감 증후군은 어떻게 치료하나요?

구강작열감을 유발하는 원인이 있을 경우 해당 원인에 대한 치료를 먼저 시행해야 됩니다. 구강건조증이 있을 경우 인공타액을 사용하거나 타액분비를 촉진시키는 약을 복용하기도 하며, 구강내 진균 감염으로 인한 통증을 완화시키기 위해 항진균제 치료를 하기도 합니다. 전신질환을 앓고 있는 환자의 경우 전신질환을 치료하면 상당 부분 입안의 통증이 줄어들 수 있습니다. 심한 스트레스와 우울증 등이 있을 경우 정신과 전문의와의 상담, 치료가 도움이 될 수도 있습니다.

23) 구강작열감 증후군은 치료하면 나을 수 있나요?

다양한 대증적인 치료들을 통하여 단기적으로 구강작열감 증후군의 증상을 완화시키는 것은 가능합니다. 장기적인 치료 성적은 잘 알려져 있지 않으며 향후 추가적인 연구가 필요합니다.

7. 식도암

24) 식도암이란?

식도암은 식도에 발생하는 암으로 60대 이상 남성에서 많이 발생합니다. 발병 요인으로는 고령의 남성에서 흡연과 음주가 중요한 위험 인자로 알려져 있습니다. 근자에 들어서는 위식도 역류질환/역류성 식도염이 증가하고 있는데, 위산 역류로 인하여 식도 점막을 지속적으로 자극하게 되면 바렛 식도가 생길 수 있고, 이러한 바렛 식도가 식도 선암의 전단계 병변입니다.

25) 식도암의 증상과 진단은?

초기에는 특이 증상이 없지만 진행이 되면서 삼킴 곤란, 흉통, 체중 감소 등이 생길 수 있으며, 인근 기관지를 누르게 되면 기침 증상이 발생하고, 주위 신경을 국소적으로 침범하게 되면 성대 마비에 의한 쉰 목소리가 나오게 됩니다.

진단은 식도 내시경 및 조직검사를 통하여 육안으로 확인하게 되며, 침범 범위 및 전이 유무를 판단하기 위하여 식도 조영술, 초음파 내시경, 컴퓨터 단층촬영, 그리고 양전자 방출 단층촬영(PET) 등을 시행합니다.

26) 치료는 어떻게 하나요?

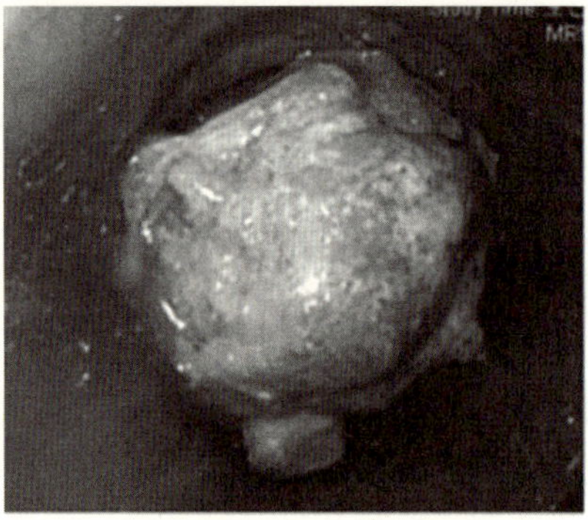

식도암 내시경 사진

식도암의 치료는, 식도암이 점막에만 국한된 조기 식도암인 경우 내시경적 점막하 박리술을 시행할 수 있습니다.

수술로 절제 가능한 식도암인 경우 식도 절제술을 하는데, 가능하면 흉강경을 이용한 최소 침습 수술을 하게 됩니다. 수술적으로 절제 가능한 암이지만 수술 후 삶의 질이 나빠질 것이 예측되거나, 함께 병발한 다른 질환이 있는 경우와 수술적으로 절제 불가능한 식도암인 경우에는 방사선 치료와 항암화학요법을 시행하게 됩니다.

암에 의해 식도가 좁아져서 음식 섭취가 불가한 경우에는 내시경을 이용한, 스텐트를 삽입하여 좁아진 식도 내강을 넓힘으로써 음식 섭취를 가능하게 합니다.

8. 상부위장관 스텐트

27) 스텐트 시술의 목적과 효과는 무엇인지요?

상부위장관 스텐트는 종양이나 협착 등으로 식도나 위장 내부가 좁아져 오심이나 구토 등의 폐쇄 증상이 있는 경우, 좁아진 부위에 금속이나 플라스틱으로 만들어진 스텐트를 삽입하여 지지함으로써 음식물이 통과할 수 있도록 도와줍니다. 스텐트 삽입술은 내시경이나 방사선 투시영상을 이용한 비교적 간단한 시술이며, 좁아진 소화관을 넓힐 수 있으므로 환자의 전신상태가 나쁘거나 수술을 시행하기 어려운 환자의 치료에 폭넓게 이용되고 있습니다.

28) 시술의 합병증 및 부작용은 어떤 것이 있나요?

① 통증

경도의 통증은 가장 흔한 합병증으로 환자의 80%에서 발생하지만, 스텐트의 제거나 계속적인 진통제 투여를 요하는 중증의 흉통은 20% 미만에서 발생합니다.

② 출혈, 천공

내시경이나 도관을 삽입하거나 스텐트를 삽입하고 펼치는 과정에서 또는 스텐트에 의해 장 점막이 지속적으로 눌리거나 자극을 받을 경우에는 소화관이 천공되거나 출혈이 발생할 수 있으며, 심할 경우 지혈을 위한 시술이나 개복수술이 필요할 수 있습니다.

③ 염증

시술 과정이나 삽입된 스텐트로 인해 염증이 발생하는 경우에는 항생제 치료가 필요할 수 있으며, 상황에 따라서는 스텐트를 제거해야 하는 경우도 있습니다.

④ 시술 실패

시술 부위가 단단하게 좁아져 있어 스텐트가 제대로 펼쳐지지 못하거나 스텐트의 힘으로도 넓혀진 상태가 유지되지 않는 경우, 시술 부위나 병변의 형태에 의해 스텐트가 잘 고정되지 못하고 쉽게 빠져버리는 경우 등 스텐트 삽입이 실패할 수도 있습니다.

⑤ 시술 후 재협착 및 스텐트 이탈

종양이 성장함에 따라 스텐트 삽입 부위가 다시 좁아질 수 있고 음식물 등 이물질에 의해 스텐트 내부가 막힐 수도 있으며, 소화관의 운동이나 종양의 성장에 의해 스텐트가 빠져버릴 수도 있는데, 이러한 합병증이 발생한 경우에는 스텐트를 제거한 다음 다시 삽입하기도 합니다.

29) 시술 후 관리는 어떻게 합니까?

대부분의 환자에서는 시술 후 경구 섭취가 바로 가능하므로 천공 등의 합병증이 없는 한 물부터 시작하여 유동식, 고형식을 시도할 수 있으나, 크기가 큰 야채나 고깃덩어리의 경우 스텐트 폐쇄의 원인이 되므로 피하고 음식물을 잘게 처리한 저잔사식으로 드셔야 합니다. 시술 후 통증이 지속되고 점차 심해지거나 발열, 혈변 등의 증상이 있으면 의료진과의 상담이 필요합니다.

Ⅱ. 위

9. 위질환의 전반적인 이해

10. 소화불량증

11. 위 건강에 좋은 식생활 습관

12. 미란성 위염

13. 소화성 궤양

14. 만성 위축성 위염

15. 장상피화생

16. 헬리코박터균 감염

17. 위선종

18. 위 내시경 점막하 박리술

19. 인환세포암(반지세포암)

20. 점막하 종양으로 오인된 위암

21. 점막하 종양

22. 위 림프종

23. 위암 예방을 위한 밥상

9. 위질환의 전반적인 이해

30) 위는 몸속에서 어떤 역할을 하는 장기입니까?

음식물이 위안에 들어오면, 위저부라고 불리는 부위가 늘어나서 음식물을 받아들이게 되고, 위내 압력으로 인하여 전정부라고 불리는 아래쪽으로 음식물을 이동시키게 됩니다. 전정부는 음식물을 혼합하고 기계적으로 분쇄하게 됩니다. 즉 액상 음식의 위 배출은 위저부의 누르는 힘(tone)에 의해, 고형 음식은 전정부의 혼합 · 분쇄에 의해 잘게 부수어져서 십이지장으로 배출하게 됩니다. 또한 위산과 여러 소화 효소를 분비하여 화학적으로 분해합니다.

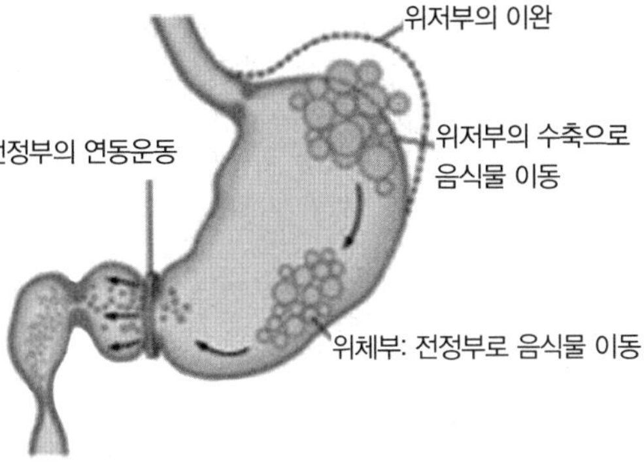

31) 한국인에게 가장 많이 생기는 질환 중 하나가 바로 위장장애가 아닌가 싶은데요. 왜 발생하게 되나요?

위장장애는 위암 혹은 위궤양이 원인이 되는 기질적인 소화불량증과 특별한 원인이 없는 기능성 소화 불량증으로 나누게 되는데, 기질적이건 기능성이건 간에 한국 성인의 50~60% 정도가 감염된 헬리코박터균이 원인이 될 수 있습니다. 각종의 스트레스, 과중한 업무 등과 불규칙한 식사, 맵고 짜게 먹는 한국인의 식습관과 과음 등도 중요한 요인이 됩니다.

정신심리적인 원인, 췌장암, 담석증 같은 췌담도 질환, 위기능을 저하시키는 각종 약제와 심장 질환, 당뇨 같은 전신적인 질환이 원인이 될 수도 있습니다.

32) 위장 장애를 가지고 계신 분들 중에는 갑작스런 위경련을 겪어 본 분들이 많으신데요. 위경련의 원인과 증상은 어떻게 되는지요?

사실 위경련이란 용어는 질환명이 아닙니다만, 일반인들이 위경련이라고 하는 경우는 대부분 위부위 통증을 얘기하는데, 술, 담배, 위 점막손상을 일으키는 약제 복용, 자극성 있는 음식, 스트레스 등이 원인이 됩니다. 증상은 명치 아래 근처에서 경련성 통증이 있으며, 메스꺼움, 구토 증상이 동반될 수 있습니다.

33) 치료를 받았지만 한 번 생긴 위경련이 자꾸 재발하는 사람들이 많은데 예방법은 없나요?

금연, 금주를 권합니다. 식사는 정해진 시간에 규칙적으로 하시는 것이 좋습니다. 취침전 세 시간 이내에는 가급적 드시지 않는 것이 좋습니다. 진통 소염제 같은 위점막 손상을 일으키는 약제 복용이 원인이 될 수 있으므로 이런 약제를 복용해야 하는 경우는 위점막 보호제와 병용해야 하겠습니다.

34) 위염의 증상과 그에 따른 치료는 어떻게 되나요?

위 점막의 염증은 아무런 증상이 없는 사람에서부터 심한 상복부 통증, 체중감소까지 증상이 매우 다양하게 나타날 수 있는데, 주로 소화불량, 명치부위 불편감, 식욕부진, 트림, 구토, 메스꺼움 등의 증상이 나타납니다.

치료는 식생활 습관을 먼저 개선하고, 약물로는 위산분비 억제제와 위점막 보호제, 그리고 위장운동 개선제 등을 복용하게 됩니다. 헬리코박터균이 있으면 제균 치료를 권하고 있습니다.

35) 위염의 증상이 위암과 구별되는지요?

위염 및 위암 둘 다 아무런 증상이 없는 사람에서부터 심한 복통, 체중감소까지 매우 다양하게 나타날 수 있습니다. 즉 증상으로만 감별하기는 어렵습니다.

하지만 위암에 대한 경고 증상이 있는데 체중감소, 토혈, 흑변, 삼킴곤란, 빈혈 등이 있으면 반드시 전문의 상담을 받고 위내시경 검사를 받아야 합니다.

36) 위궤양의 원인과 증상은 어떻게 되나요?

과도한 스트레스, 과로, 헬리코박터 감염과 위점막 손상을 초래하는 각종 약제들이 주원인이 될 수 있습니다.

증상은 명치부위가 쓰리거나 아픈 증상이 대표적입니다. 궤양에서 출혈이 되면 토혈, 흑색변이 나올 수 있고 구토, 빈혈 등이 나타날 수 있습니다.

37) 위질환과 연관이 있는 헬리코박터균 감염의 증상과 치료는?

헬리코박터균 감염이 되었다 하더라도 증상이 없을 수 있으며, 소화불량 증상이 있거나 위궤양, 십이지장궤양을 일으킨 경우에는 통증 같은 궤양 증상이 나타나게 됩니다. 제균 치료는 위산분비 억제제와 항생제가 포함된 세 가지 정도의 약제를 조합해서 10일 내지 2주 정도 복용하게 됩니다. 제균율은 대략 80% 정도 되므로, 약 복용 후 제균 여부를 확인해 보고 필요시 추가 제균 치료도 합니다.

38) 위내시경 검사는 얼마에 한 번씩 받기를 권하시나요?

한국인에게 위암의 발병률이 여전히 높기에 **40세 이상에서 2년에 한 번씩** 받기를 권하고 있습니다만, 위암 가족력이 있다든가 경고 증상이 있는 경우는 더 젊은 연령이더라도 조기에, 더 짧은 간격으로 시행할 수 있습니다.

10. 소화불량증

39) 소화불량증이란 어떤 질환입니까?

소화불량증이란 상복부에 나타나는 통증 혹은 불쾌감을 말합니다. 소화불량증은 전체 인구의 약 15%가 경험하며, 소화기내과 외래를 방문하는 가장 흔한 이유들 중의 하나입니다.

빈속일 때 무언가 찌르는 듯한 공복통과 속쓰림 등으로 나타나는 상복부 통증 증후군과, '더부룩함'으로 표현되는 상복부 팽만감, 조금만 먹어도 배가 꽉 찬 듯한 느낌으로 식사를 멈추게 하는 조기 만복감, 그리고 헛구역, 구토, 잦은 트림 등의 식후 불편 증후군으로 대별하고 있습니다.

40) 소화불량증의 원인은 어떤 것들이 있는지요?

위궤양이나 위식도 역류질환, 췌담도 질환, 그리고 위암 등의 소화기 질환으로 생기는 기질적 소화불량증과 이들 질환 없이 증상만이 나타나는 기능성 소화불량증으로 구분할 수 있습니다.

특별한 원인 질환 없이 소화불량을 호소하는 기능성 소화불량증의 중요한 원인은 위내 음식물 배출이 지연되는 운동 이상과 통증에 대한 반응이 예민해진 감각 이상을 들 수 있습니다. 만성 스트레스 등의 심리적 요인도 관여하며, 일부 환자에서는 헬리코박터 감염도 관계가 있습니다.

41) 소화불량증의 진단과 치료는 어떻게 하는지요?

지난 1년 동안 적어도 3개월 이상 상복부 통증이나 불쾌감이 연속해서 또는 지속적으로 재발했지만, 내시경 및 복부 초음파검사에서 이상이 없을 경우 '기능성 소화불량증'으로 진단합니다.

특히, **소화불량증이 있으면서 지속적인 구토, 흑색변, 빈혈, 원인불명의 체중 감소, 삼킴 곤란 등의 경고 증상이 있으면**, 반드시 전문의 상담을 통하여 위내시경검사 등을 받아야 합니다.

기능성 소화불량증인 경우 우선 위장을 자극할 수 있는 기름

지거나 맵고 짠 음식을 피하고, 음주와 흡연도 피해야 합니다. 개인마다 소화가 잘되는 음식이 있고 먹으면 불편해지는 음식이 있으니, 이를 찾아내는 것이 중요합니다. 식사는 규칙적으로 해야 하고 과로나 스트레스를 줄여야 합니다.

통증이 있는 경우에는 위산분비 억제제나 제산제를 처방하며, 식후 불편감이 있는 경우 위장운동 촉진제 등의 약물처방을 병행하게 됩니다. 일부 환자에서는 헬리코박터균에 대한 제균치료도 하게 됩니다.

42) 많은 분들이 속이 불편할 경우 탄산음료를 마시거나 손을 따기도 하는데 효과가 있는지요?

속이 더부룩하고 불쾌할 때 콜라나 사이다 등의 탄산음료를 마시면 식도와 위 사이의 괄약근을 이완시켜 트림을 일으키기 때문에 불편감을 가라앉히는 효과가 있습니다.

그러나 이러한 불편감 해소는 일시적인 것으로, 소화불량 증상 자체는 사라지지 않습니다. 커피 한 잔도 비슷한 효과가 있지만, 증상 해소에는 도움이 되지 않으므로 정확한 진단에 따른 적절한 치료를 권장합니다.

손가락 끝을 따 피를 내는 것은 의학적 근거가 없습니다.

43) 소화불량을 예방하기 위해선 어떻게 해야 하나요?

속이 편하기 위해서는 먼저 속사정을 알아야 합니다.

위암 발생이 많은 우리나라에서는 만 35세 이상에서 소화불량증으로 고생하는 분들은 반드시 위내시경 검사를 통해 질병 유무를 진단받고, 그 결과에 따른 전문적인 치료와 잘못된 생활습관 교정 등을 해 나가는 것이 필요합니다.

또한 매번 속이 불편할 때마다 손쉽게 소화제나 제산제 등을 복용하는 것은 자칫 숨어있는 병을 더 키울 수 있기 때문에 의사의 진단 후에 적절한 약을 처방받아 복용하시기를 권장합니다.

아울러 소화불량증을 예방하고 치료하기 위한 최선의 방법은 과음과 흡연, 과도한 스트레스나 과로를 피하고, 즐거운 마음으로 가족이나 동료들과 함께 식사하는 것을 권합니다.

11. 위 건강에 좋은 식생활 습관

44) 소화기내과 외래로 내원하는 환자들이 가장 흔하게 하는 질문은?

"튼튼한 소화기 기능을 유지하기 위해서 좋은 식습관이 있다면 알려주세요."

올바른 식생활은 사실 어렵지 않습니다. 규칙적인 시간에, 가공식품이 아닌 자연적인 식품을 한쪽에 치우치지 않고 골고루, 과식하지 않고 싱겁게, 좋은 사람들과 함께 즐겁게 식사하는 것이 좋은 식생활입니다

① 식사는 규칙적으로 합니다.

규칙적으로 식사하는 것은 아주 중요합니다. 특히 아침 식사는 반드시 먹는 것이 좋습니다.

아침을 거르게 되면 혈당치 저하로 무기력해지고 집중력이 떨어지며, 과식으로 이어져 영양불균형을 초래할 수 있습니다. 저녁 9시 이후에는 식사를 금해야 합니다. 음주도 1차에서 끝내고, 건배구호도 '119-한가지 술로만 1차로 끝내고 9시까지 집에 가자'로 할 것을 권합니다.

② 골고루, 그리고 과식하지 맙시다.

영양소는 한 가지 식품에 균형 있게 함유되어 있는 것이 아니라 여러 종류의 식품에 골고루 포함되어 있으므로, 영양적으로 균형 잡힌 식사를 하려면 다양한 식품을 선택해 부족한 영양소가 없도록 해야 하며, 기름진 육류보다는 신선한 채소, 과일을 적당히 섭취해야 합니다. 또한 과식하지 말아야 합니다.

③ 싱겁게 드세요.

소금의 과잉섭취는 고혈압을 비롯한 순환기계 질환의 주요 요인이 됩니다. '밥도둑'이라 불리는 짠 반찬들은 탄수화물 섭취도 많이 하게 되어 과식하게 됩니다. 국물에는 소금이 많이 들어가게 되므로 국물 섭취는 최소화합니다.

④ 즐겁게 드세요.

식사는 가능한 한 여럿이 함께하는 것이 좋습니다.

더욱이 지인들과 혹은 가족끼리 즐겁게 하는 식사는 그 자체가 즐거움이고 성인병 관리가 되는 것입니다. 대화를 하면서 즐겁게 식사하면 과식도 피할 수 있습니다.

45) 식도, 위, 십이지장에 좋은 음식이 어떤 것이 있나요?

① 양배추

양배추에는 위나 십이지장의 상처 난 점막을 재생시켜주고 위궤양 치료에 효과가 있는 비타민K와 U가 풍부하게 함유되어 있습니다. 비타민U는 항궤양 성분으로 위 점막을 보호하고 위궤양과 십이지장궤양을 개선하는 것으로 알려져 있습니다. 또한 비타민C, 식이섬유, 미네랄, 칼슘, 칼륨 등이 풍부하게 들어있어 위장의 점막을 강화해주고, 위궤양 치료와 예방에 효과가 있습니다.

② 브로콜리

브로콜리에는 양배추보다 비타민U가 더 풍부하게 들어있고 항산화물질인 '베타카로틴'과 '셀레늄'이 풍부하게 들어있으며, 항산화물질은 위암을 예방하는 데 효과적입니다. 또한 브로콜리에는 식물성 화학물질의 일종인 설포라페인이라는 성분이 함유되어 있는데, 이는 헬리코박터 파이로리균의 박멸효과도 있어 위염, 위장병 치료와 예방에 더욱 효과가 좋습니다.

③ 무

무에는 디아스타제와 아밀라아제라는 탄수화물을 분해해주는 소화 효소가 있어 소화를 촉진하고 위를 튼튼하게 해줍니다. 단백질과 지방을 분해하는 프로테아제와 리파아제 같은 각종 소화효소도 풍부하게 들어있어, 육류나 생선을 먹을 때 함께 곁들이면 소화에 도움이 됩니다.

④ 마

마 또한 디아스타제를 비롯해 소화를 돕는 아밀라아제가 들어있어 천연소화제로도 손색이 없고, 소화불량과 위장장애를 개선하는 효과가 있습니다. 또한 뮤신 성분이 풍부하게 함유되어 위의 염증으로 인한 속쓰림을 완화해주고 위벽을 보호해주는 효능이 있어 위염에 좋은 음식입니다.

⑤ 토마토

토마토에는 다양한 비타민, 무기질 성분이 함유되어 있어, 위점막을 보호하고 위염을 예방하는 효과가 있습니다. 특히, 토마토에 있는 라이코펜 성분이 위의 염증을 가라앉히는데 효과가 뛰어납니다.

⑥ 사과

사과에 들어있는 주성분인 펙틴은 탄수화물의 하나로, 위장 운동을 도와 정장 작용에 도움을 주어 장내 부패균의 생육 억제, 변비 개선, 설사 개선 등의 작용을 하게 됩니다. 또한 위장 점막에 벽을 만들어 유해물질을 막아주어 위에 좋은 음식들 중 하나입니다.

⑦ 부추

부추 속에 있는 아릴 성분은 소화효소 분비를 촉진하고, 장을 튼튼하게 해 주는 효능이 있으며, 복부팽만감이나 더부룩함 등의 증상을 완화할 수 있고, 변비를 예방하는 효과가 있습니다.

46) 식도, 위, 십이지장에 좋지 않은 음식이 있나요?

국수, 빵, 케이크, 과자, 자장면, 스파게티와 같은 밀가루 음식과 튀김, 햄, 라면, 피자, 삼겹살과 같은 기름기가 많은 음식, 맵고 짜거나 조미료가 많이 들어간 음식, 술, 커피, 콜라, 사이다,

환타와 같은 각종 가공 음료수, 그리고 담배와 자극성 조미료는 식도, 위, 십이지장에 좋지 않은 대표적인 식품들입니다.

특정 음식물과 소화불량증과의 인과 관계를 객관적으로 규명하기는 어렵고, 어떤 학자들은 음식물 자체보다는 섭취시의 환경이나 심리적 상태가 더 영향을 끼친다고 주장하기도 합니다.

환자 개인마다 자기 몸에 잘 맞는 음식과 섭취하면 불편해지는 음식이 있으므로, 남들이 좋다는 음식을 억지로 섭취하지 말고 자기에게 맞는 음식을 찾아서 먹고 맞지 않는 음식은 피하도록 권합니다.

12. 미란성 위염

47) 미란성 위염이란?

'**미란(erosion)**'이란 점막이 손상된 상태를 의미합니다. 따라서 미란성 위염은 위산 혹은 다양한 원인에 의하여 위 점막에 상처가 생긴 위염으로, 때로는 미량의 출혈을 동반하기도 합니다. 점막 아래층까지 손상이 있는 궤양과 달리 미란은 점막에 국한된 손상입니다.

주 증상은 명치부 통증, 속쓰림, 소화불량, 복부팽만, 구토, 식욕부진 등 다양하게 나타날 수 있으며 별다른 증세가 없는 경우도 있습니다.

48) 미란성 위염의 원인은?

미란성 위염의 주된 원인은

① 헬리코박터 파이로리균 감염

② 진통소염제 복용

③ 과음 및 흡연

④ 담즙

⑤ 악성빈혈, 자가면역질환

등이며, 이 외에 최근에는 스트레스가 원인인 경우가 늘어나고 있습니다. 스트레스를 받으면 위산분비가 증가해 위점막이 손상되기 때문입니다. 미란성 위염은 증상이 없는 건강한 성인에서도 종종 나타납니다.

미란성 위염이 진단되었다고 하여 모든 사람을 치료하지는 않습니다. 하지만 증상이 있다면 증상에 따른 치료가 필요합니다. 증상이 있는 미란성 위염에 대해서는 위산억제제, 위점막보호제 등의 약제를 복용하게 되며, 무엇보다 원인을 제거하는 것이 중요합니다.

미란성 위염의 예방 방법은 다음과 같습니다.

① 스트레스를 잘 관리합니다.

② 규칙적으로 식사하며, 과식을 피합니다

③ 짠 음식 섭취를 줄입니다.

④ 자극적인 음식은 피합니다(강한 향신료[카레, 마늘, 겨자, 고추 등], 술, 담배, 커피, 탄산음료 등).

13. 소화성 궤양

49) 소화성 궤양이란?

위 또는 십이지장의 점막 손상을 뜻하며, 드물게는 식도에도 궤양이 발생할 수 있습니다. 위염 또는 위미란은 위 점막층에 국한되어 있는 얕은 손상이지만, 위궤양은 위 점막 하층까지 이르는 깊은 손상을 의미합니다.

① 원인

- 아스피린이나 비스테로이드성 소염제의 장기 투여
- 헬리코박터 파이로리균의 감염

그 외에도 흡연, 심리적 스트레스, 고염식, 음주 등이 관련 있다는 보고가 있습니다.

② 증상

가장 흔한 증상은 수분에서 수시간 지속되는 명치부위 통증이며, 제산제에 의하여 호전되는 경우가 많습니다. 그 외 소화불량, 복부팽만감, 복부불편감, 구토, 식욕감퇴 등의 비특이적인 증상이 동반될 수 있습니다.

제때 치료받지 않는 경우 출혈이나 천공 등의 심각한 합병증이 발생할 수 있으므로, 소화성 궤양이 의심되는 경우 반드시 의사의 진료를 받아야 합니다.

③ 진단

병력 청취 및 복부 진찰상 소화성 궤양이 의심되는 경우, 진단을 위해서 필수적으로 상부 위장관 내시경을 시행해야 합니다. 위궤양은 육안 소견만으로 악성 종양과 구분이 어려워 내시경검사 시 조직검사를 같이 시행하게 됩니다.

④ 치료

프로톤 펌프억제제, 히스타민수용체 길항제 등의 위산분비 억제제를 1~2개월 간 꾸준히 복용해야 하고, 헬리코박터 파이로리균이 진단되는 경우 제균 치료 약제를 10일~2주 간 병용투여하게 됩니다.

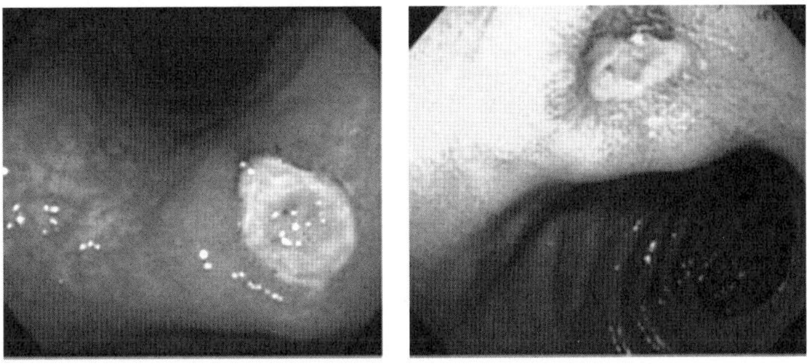

위궤양 및 십이지장궤양 내시경 사진

비스테로이드성 소염제가 궤양의 원인으로 생각되는 경우에는 약제의 복용을 중단하거나 다른 종류의 약으로 변경하는 것이 좋습니다.

대부분의 경우 약물치료를 통하여 잘 치료되며, 재발 예방을 위해서 비스테로이드성 소염제 복용자의 경우 궤양 예방약제를 병용 투여하는 것이 좋으며, 헬리코박터 파이로리균의 제균 여부 확인이 필요합니다.

14. 만성 위축성 위염

60세 남자가 종합 검진을 한 뒤 만성 위축성 위염이란 진단을 받은 후 외래에 내원하였습니다. 환자는 평상시에 규칙적인 식사 및 운동을 하고 건강에 자신하였으나, 검진 의원에서 내년에 재검사를 해보자는 말에 불안해 하였습니다.

50) 만성 위축성 위염이란?

오랜 기간 염증 반응으로 위 점막이 얇아져서 육안으로 보았을 때 점막 밑의 혈관들이 드러나 보이는 상태입니다.

검진 목적으로 시행하는 위내시경 검사에서 흔하게 발견될 수 있으며, 위저부를 주로 침범하는 A형과 전정부를 침범하는 B형으로 나눌 수 있습니다.

우리나라는 거의 대부분이 헬리코박터균과 관련된 B형이며,

북유럽 등 서구에는 A형이 많고 A형에서는 비타민 B12 부족에 의한 악성 빈혈이 발생하기도 합니다.

51) 만성 위축성 위염이 진단되었다면?

만성 위축성 위염 자체만으로는 치료하지 않습니다.

다만 헬리코박터균이 양성인 경우 제균 치료를 권하고 있으며, 자극적인 음식을 피하고 지속적으로 운동하며 스트레스를 피하는 것도 만성 위축성 위염의 진행을 막는 데 있어서 중요합니다. 헬리코박터 제균 치료를 하면 위 위축을 호전시키고, 장상피화생의 진행을 예방할 수 있습니다.

만성 위축성 위염이 전암성 병변이나 위암으로 진행할 가능성은 1년에 0.1%로 낮으며, 장상피화생, 이형성(선종)을 거쳐서 위암으로 진행합니다. 내시경 검사에서 위암으로 변하기 전 단계인 이형성증(선종)을 미리 진단할 수 있기 때문에 걱정할 필요는 없습니다. 위축성 위염의 정도와 장상피화생, 위궤양, 위 말트 림프종 등의 동반 여부, 위암의 가족력 등에 따라 **1년에 1회 위내시경 검사가 필요할 수 있습니다.**

15. 장상피화생

52) 장상피화생이란?

위에 염증이 발생하여 점막이 손상되면 점막세포가 재생되면서 위 염증이 치유됩니다. 위 점막 세포가 오랫동안 손상과 재생을 반복하다 보면 육안적으로는 위 점막 표면이 울퉁불퉁해지고, 조직학적으로는 위 점막세포가 아닌 소장의 점막세포와 비슷하게 조직학적 변화를 일으킵니다. 즉, 장상피화생이란 위 점막 상피의 불완전한 재생으로 소장점막과 유사한 세포를 가진 상피로 치환되는 것을 말합니다. 쉽게 말하면 위 점막이 장 점막처럼 변화되는 것입니다.

53) 장상피화생은 위암으로 진행하는 것인가요?

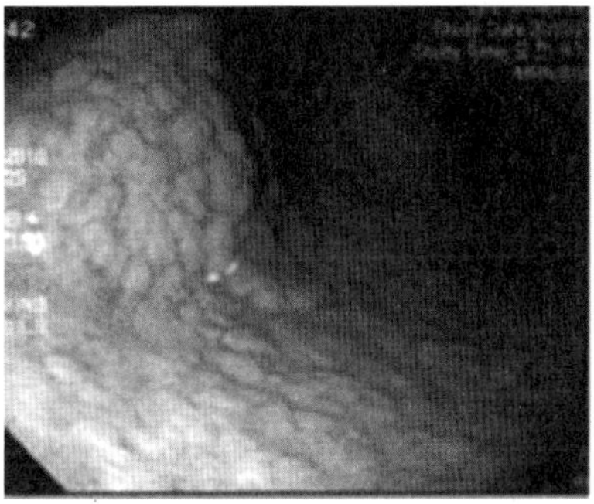

장상피화생 내시경 사진

간혹 외래나 내시경실에서 환자, 보호자들이 걱정스러운 표정으로 질문할 때가 있습니다. 결론적으로 장상피화생은 위암의 위험인자는 맞습니다. 하지만 모든 장상피화생이 위암이 되는 것은 아닙니다. 질소화합물을 포함하는 절인 음식이나 훈제 식품 역시 위암의 위험인자로 알려져 있으나, 이런 음식을 먹은 사람들이 모두 위암 환자가 되는 것은 아닙니다.

54) 장상피화생이 발견되었다면?

장상피화생은 특정 증상과 연관이 없습니다.

그러나 속쓰림, 소화불량 등의 증상이 있으며, 위축성 위염이나 헬리코박터균 감염, 위암 가족력 등이 동반되어 있으면 헬리코박터 제균 치료가 필요할 수 있습니다. 장상피화생은 대개 위산억제제 투여나 제균 요법 등으로 정상 점막으로 회복되지는 않습니다.

장상피화생이 관찰되는 모든 사람이 위암으로 진행되지는 않으나, 정상 위점막을 가진 사람들에 비하여 위암을 일으킬 위험지수가 높은 것으로 알려져 있습니다. 따라서 정기적인 위내시경 검사가 필요함을 숙지하여야 합니다.

주기적인 위내시경 검사는 위암을 조기 발견하는 가장 좋은 방법입니다. 우리나라는 국가 암 검진사업에 따른 위암 조기 검진법으로 위내시경을 40세 이상에서 2년에 1회 시행하는 것을 권고하고 있습니다. 단 장상피화생의 심한 정도, 위축성 위염의 동반 여부 등 위 점막의 상태에 따라 **1년에 1회 위내시경 검사**가 필요할 수 있으니 소화기 전문의와 상담하시기 바랍니다.

55) 장상피화생은 헬리코박터 제균 치료로 없어지나요?

장상피화생은 초기 단계인 1형, 2형, 그리고 말기 단계인 3형으로 나누는데, 1형은 가역적, 즉 없어질 수 있으나, 3형은 회복되지 않습니다.

56) 헬리코박터 양성 장상피화생에서 제균치료를 하면 위암 예방을 할 수 있나요?

장상피화생은 이미 돌아올 수 없는 다리를 건넜다고 합니다. 일반적으로는 제균 치료를 하더라도 위암 예방을 하지 못한다고 하지만, 다른 의견도 있습니다.

57) 장상피화생은 몇 년 간격으로 내시경 검사를 받아야 합니까?

장상피화생 중 침범 부위가 광범위한 경우,
3형, 즉 조직학적으로 불완전형 장상피화생의 경우,
위암 가족력이 있거나 흡연자는
1년 간격으로 내시경 검사를 받습니다.

16. 헬리코박터균 감염

58) 헬리코박터균이란?

1983년은 강남세브란스 병원이 개원한 해이기도 하지만, 호주 서안의 Perth란 도시에서 닥터 와렌과 마샬이 헬리코박터(Helicobacter)균을 처음으로 보고한 해이기도 해서, 필자는 이 두 사건을 1983년에 일어난 세계 의학사의 양대 산맥(?)이라고 부릅니다. 당시 와렌 박사는 병리 교수였고, 소화기내과 펠로우였던 30대 초반의 닥터 마샬은 와렌 박사 지도로 사람의 위내 세균 감염에 관한 연구를 하고 있었습니다. 당시에 균 배양 실험은 3일간 배양 후 관찰하는 것이 일반적인 연구 관례였는데, 닥터 마샬이 다음날 부활절 휴일이 시작하는 것을 깜박 잊고 배양기에 배지를 넣고 퇴근하고 5일간의 부활절 휴가를 다녀와서 봤더니, 처음 보는 균들이 자라 있는 것을 관찰하게 됩니다. 배양에 5일이

걸리는 이 균은 이렇게 '행운의 부활절 휴가(lucky easter holiday)'로 인해 발견하게 되었습니다. 위대한 업적에는 노력 외에도 이렇게 행운도 작용하는 듯합니다. 이어서 닥터 마샬은 자신이 위내시경검사를 받아서 위염 소견이 없음을 확인하고, 조직 생검을 해서 균 배양을 했더니 아무런 균이 자라지 않음을 확인한 후, 기존에 배양되었던 균주를 먹고 내시경 검사를 다시 받아보았더니 위염 소견이 있고 그 균이 재배양됨을 확인하는 과정을 거치게 됩니다. 당시에는 캠필로박터균과 유사하다고 해서 *Campylobacter*-like organism(CLO)이라고 발표하였으나, 나선형으로 생긴 형태학적 특징과 우레아제라는 요소분해효소를 분비하는 생물학적 특징으로 인해, 1989년 굿인 박사는 나선형이란 뜻의 'helico'를 따와서, 새로운 이름인 '헬리코박터 필로리(Helicobacter pylori)'라는 이름을 명명하게 됩니다.

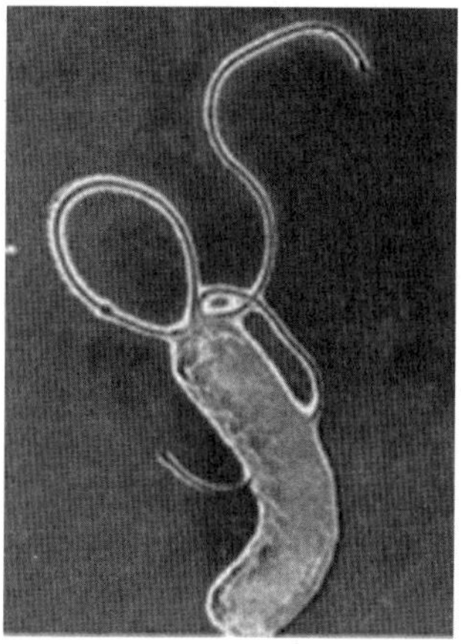

국내에서는 한국인 감염률에 대하여, 1986년 영동(강남)세브란스병원 내과 김응 교수님과 고 강진경 교수님께서 최초로 보고하였고, 필자는 1992년 우리 병원 건강검진 수진자를 대상으로 혈

청학적 검사를 통해 성인의 약 80%에서 양성을 보인다고 보고한 바 있습니다. 사회환경 및 위생이 개선되고, 제균 요법을 시작하게 되면서, 2000년 이후 국내 보고들은 성인 양성률이 50~60%로 서방 선진국의 보고와 근접하고 있습니다. 이 균의 병태생리가 밝혀지면서, 헬리코박터균 관련 질환으로 위염, 위십이지장궤양, 위식도 역류질환, 위암 그리고 위 점막 연관 림프종 등이 확인되었으며, 1994년 국제보건기구에서는 이 균을 발암물질로 규정하게 되었습니다.

감염 여부를 알아보는 검사 방법은 위내시경을 통한 조직검사와 요소분해효소 검사, 그리고 요소 호기검사 등이 있습니다.

치료는 두 종류의 항생제와 위산 억제제를 병합한 세 가지 약제를 10일~2주 간 투약하며, 제균율은 약 80%에 이릅니다. 한 번 제균이 되면 1년 후 재감염률이 2% 이내이기 때문에 재감염에 대한 우려는 하지 않아도 됩니다.

59) 제균약 복용시 주의할 점은?

제균약은 10~14일 정도 복용하며 약의 부작용으로는 입에서 쓴맛이 나거나, 변이 묽게 나온다든지, 심하면 설사를 하는 경우도 있습니다. 또 약제에 따라 변이 검게 나오기도 합니다. 약 복용 중에는 제균률에 영향을 미치는 담배는 끊어야 하고, 음주는 당연히 삼가해야 하며, 이를 기회로 아예 금연할 것을 권합니다. 약제 복용 한 달 후 제균 여부를 판정하는데, 요소 호기검사 등을 통해서 확인합니다.

60) 가족이 헬리코박터 양성으로 판정받으면 식사를 따로 해야 하나요?

헬리코박터균 감염 경로는 대변에서 구강, 또는 구강에서 구강으로 전파됩니다.

타액이나 치석에서도 헬리코박터균이 검출되고 헬리코박터 감염이 있는 배우자의 2/3에서 헬리코박터 감염이 있는 반면, 감염이 없는 배우자에서는 9%에서만 감염이 있는 연구 결과도 있습니다. 하지만 수저를 철저히 소독한다든지, 함께 먹는 찌개류를 따로 먹는 등 엄격한 제한을 할 필요는 없습니다.

17. 위선종

61) 위선종이란?

위선종은 위용종의 여러 분류 중 하나입니다. 위용종은 위점막의 상피세포가 자라나 표면 위로 솟아 올라온 버섯 모양의 혹을 말합니다. 위용종은 조직학적인 특성에 따라 염증성 용종, 과증식성 용종 및 선종성 용종으로 분류할 수 있는데, 이 중에 선종성 용종을 위선종이라고 합니다. 위선종은 위용종의 약 10%를 차지하며 **전암성 병변으로 암으로 발전할 가능성이 있는 병변**입니다.

① 원인

원인은 아직 정확하게 밝혀지지 않았습니다. 다만 위축성 위염에서 잘 일어나고 헬리코박터균에 감염되어 있거나 흡연력이 관련이 있다는 보고가 있습니다.

② 증상

위선종은 특이한 증상이 없습니다. 위내시경 과정에서 우연히 발견되는 경우가 대부분입니다

③ 진단

주로 건강검진을 통한 내시경 검사에서 발견되는 경우가 많습니다. 또는 위 조영 촬영시 용종이 의심되어 내시경을 시행하여 발견하기도 합니다. 위 내시경 시 조직검사를 통해 확진할 수 있습니다.

④ 조직학적 분류

위선종은 조직학적 이형성의 정도에 따라 저도 이형성과 고도 이형성의 두 가지로 분류됩니다. 저도 이형성은 고도 이형성보다 침습성 암종으로 이행하는 확률이 낮으며, 진행 기간도 깁니다. 침습성 암종으로 진행하는 비율이 저도 이형성의 경우 0~23%이고, 고도 이형성은 60~100%로 알려져 있습니다. 위선종은 크기가 클수록, 시간이 흐를수록 암으로 변하기 쉽습니다.

⑤ 치료

고도 이형성은 비교적 짧은 기간 내에 높은 비율에서 위암으로 진행하기 때문에 내시경 절제술을 통해 완전 절제를 시행하여야 합니다. 조직 검사에서 저도 이형성으로 진단되어도 최종 절제시의 조직 검사 결과와 불일치하는 경우가 있는데, 저도 이형성의 약 20% 내외에서는 내시경 절제술 후 조직검사에서 고도 이형성이나 위암으로 최종 진단되기도 합니다. 그러므로 저도 이형성에서도 내시경적으로 절제하는 것이 권장됩니다.

⑥ 수술을 고려하여야 하는 경우

절제 후 조직 검사에서 이미 미분화암으로 진행했거나, 암의 침윤 깊이가 깊거나, 혈관 또는 림프관을 침범했거나, 잔존 암이 있을 경우에는 외과적 수술 치료를 고려해야 합니다.

18. 위내시경 점막하 박리술

62) 내시경 점막하 박리술이란?

위내시경 점막하 박리술은 위의 악성 종양(조기위암) 및 양성 종양(위선종)의 혁신적인 치료방법으로, 내시경으로 병변 부위만을 절제하는 국소 치료법입니다. 즉 전신마취가 필요 없고 위를 보존할 수 있습니다. 따라서 치료 내시경이 수술에 비하여 환자에게 부담이 되지 않고, 치료 후 삶의 질이 우수하며, 기능 회복이 뛰어나다는 많은 장점을 갖고 있는 시술법입니다.

위암의 가장 기본적인 치료는 수술적 절제로, 위암 수술은 병변 부위를 포함한 위절제와 주변의 림프절 절제를 포함합니다.

따라서 내시경으로 병변을 절제하는 경우는 수술적 절제와 비슷한 완치율이 기대되는 병변, 즉 암세포의 분화도가 좋고 침윤 깊이가 깊지 않을 것으로 예상되는 경우로, 주변의 림프절 절제

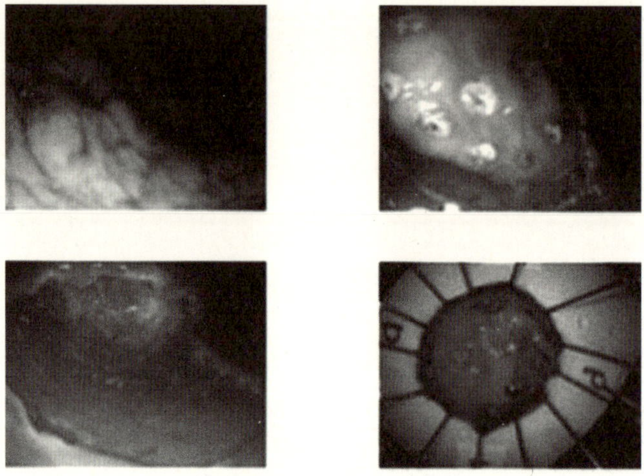

내시경 점막하 박리술 사진

가 필요하지 않은 조기 병변을 예측하여 결정하게 됩니다.

63) 내시경 점막하 박리술을 진단 목적으로도 하나요?

48세 여성 환자가 개인의원 검진에서 위내시경상 조기 위암으로 진단받아서 내시경으로 절제 받기 위해 입원하였습니다. 병변 크기는 약 2㎝, 조직검사에서는 분화도가 좋은 위선암으로 진단되었습니다.

환자 및 보호자는 개인의원에서 위암 초기라서 개복하지 않고, 내시경으로 뗄 수 있을 것이라는 얘기를 들었다고 합니다.

과연 내시경으로 떼어도 완전 절제가 가능한지 후속 검사를 하게 되는데, 복부 컴퓨터촬영(CT)과 초음파내시경 검사를 시행하였습니다. 복부 CT는 위에 특이 소견이 관찰되지 않았고, 주위 림프절 비대도 없었습니다. 그런데 초음파내시경 검사를 하니, 국소적으로 점막하층으로 암 침범 소견이 관찰됩니다. 의사는 개복 수술을 할지, 혹은 내시경적 점막하 박리술을 할지 고민에 빠지게 됩니다. 위점막층에만 국한된 병변이라면 내시경으로 절제해도 되지만, 초음파내시경 검사상 점막하층에 침윤된 소견이 의심되면, 초음파내시경 검사가 100% 정확하다고 볼 수 없기 때문에 환자 및 보호자에게 상황을 설명하게 됩니다.

점막하층까지 침범된 암은 10~20%에서 주위 림프절로 전이가 되기 때문에, 우선 내시경으로 떼고 채취한 조직검사에서 점막하층까지 침범되어 있는 지 확인이 필요하다고 설명합니다. 점막하층 침범이 500㎜ 이내이면 안심해도 되는데, 그 이상이면 주위 림프절 전이 가능성이 있기 때문에 추가 수술이 필요하다고 설명하게 됩니다. 그런데 불행하게도 시술 전에 점막하층의 어느 정도까지 침범이 되어 있는지는 정확히 알 수 없어서 치료내시경 시술은 진단 목적일 수도 있다는 것입니다. 환자 및 보호자는 상황을 충분히 이해하고, 수술보다는 내시경적 절제술을 먼저 받아 보고 싶다고 합니다.

내시경적 점막절제술 혹은 점막하박리술 후 채취한 조직 바닥이나 가장자리(변연)에도 암세포 침윤이 있거나 림프혈관에 암 침윤이 있거나, 점막하층 침범이 500㎛ 이상, 혹은 미분화암인 경우 복강경 수술을 통해 부분 위절제 및 주위 림프절 제거술을 시행하게 됩니다.

본 환자의 위 병변은 내시경적 점막하 박리술로 완전히 절제하였고, 다행히 최종적으로 나온 병리 소견이 분화가 좋은 위선암으로 크기는 1.8㎝, 림프혈관 침윤이 없고, 점막하층 침범이 500㎛ 이내여서 추가 수술을 시행하지 않았습니다. 시술후 5년째 암 재발 없이 정기적으로 경과 관찰 중입니다.

만약에 내시경 시술 전 환자 및 보호자에게 설명을 제대로 하지 않았고, 시술 후 병리 소견상 추가 수술이 필요한 상황이 되었다면 환자의 상심은 컸을 것입니다.

이 증례를 통해 경험한 것은 환자와 보호자에게 비록 내시경으로 절제하더라도 추가 수술이 필요할 수 있다는 설명과 소통이 중요하다는 것, 그리고 내시경 절제를 치료 목적 외에 진단 목적으로도 시행할 수 있다는 것입니다.

19. 인환세포암(반지세포암)

32세 젊은 여성이 특이증상 없이 건강 검진상 시행한 위내시경에서 조기 위암이 의심되어 조직 검사를 시행하였습니다. 조직 검사 결과, 인환세포암(반지세포암, signet ring cell carcinoma)이었습니다.

64) 인환세포암(반지세포암)이란?

위암을 진단받은 환자 중 일부는 조직 검사에서 위와 같이 생소한 단어를 경험하게 됩니다.

인환세포암은 위암 세포 종류의 하나인 인환세포가 암을 일으키는 것으로, 세포의 모양이 반지 모양과 비슷하다고 하여 세포의 이름을 반지세포 또는 인환세포라고 하며 영어로 signet ring cell이라고 합니다.

배우 고 장진영씨가 앓았던 것으로 알려진 인환세포암은 위암에서 발생하는 선암의 일종으로 다른 위암과 마찬가지로 초기에는 증상이 없을 수 있으며, 초기에 발견 시 완치가 가능할 수도 있습니다.

그라나 인환세포암은 병의 진행에 있어서 위의 일반적인 선암과 다른 양상을 보입니다. 일반적인 선암은 림프샘을 통해 전이를 하고, 병이 진행될수록 암세포가 발생한 표면에서 안쪽으로, 즉 수직적으로 진행되는 반면에, 인환세포암은 복막을 통해 수평적으로 진행됩니다. 따라서 다른 종류의 선암은 림프샘 전이를 하는 과정에서 덩어리를 형성하지만, 인환세포암은 미세암 형태로, 즉 모래알 퍼지듯이 광범위하게 퍼져 나갑니다.

이러한 특징으로 인해, 발견 시 다른 종류의 선암보다 암이 진행되어 발견될 확률이 높습니다. 또한 다른 종류의 선암에 비해 치료 중 혹은 치료 후의 영상 검사(CT, MRI, PET-CT 등)에서 치료 효과 및 병의 정도를 판단하기가 어려운 경우가 더 많습니다.

또한 인환세포암은 골반 전이를 잘 일으키며, 특히 난소 쪽에 전이되어 발생하는 크루켄버그암(Krukenburg's tumor)의 주된 원인으로, 예후가 매우 불량한 것으로 알려져 있습니다.

결론적으로 인환세포암도 다른 위암과 마찬가지로 조기에 발견 시 내시경적 절제술도 가능하며 완치도 가능한 암입니다. 다만 다른 위암보다 진행된 상태로 발견되는 경우가 많고, 복막으로 미세암 형태로 광범위하게 전이되기 때문에 조기 발견이 중요하며, 수술 및 항암요법 등의 치료 후 관리 및 재발에 특별히 신경을 써야 합니다.

20. 점막하 종양으로 오인된 위암

50세 된 남성 환자가 개인의원에서 시행한 내시경상 점막하 종양으로 진단받고 필자의 외래 진료실을 방문하였습니다. 그런데 내시경 사진을 보니, 몇 가지 소견으로 점막하 종양이 아니고 위암일 수도 있다는 생각을 하게 되었는데, 결국 위암으로 최종 진단되어 적절한 치료를 받게 되었습니다.

65) 위암은 점막하 종양으로 오진될 수 있나요?

방사선, 내시경 소견에서 점막하 종양의 모양을 나타내는 위암은 고정 표본 육안 소견 및 조직학적 소견에서 암의 점막 노출면의 장경이 종양 장경의 1/3 이하인 것으로, 전체 위암의 0.1~0.6%를 차지합니다.

점막하 종양과 감별되는 내시경적 소견은 종양의 높이가 낮고

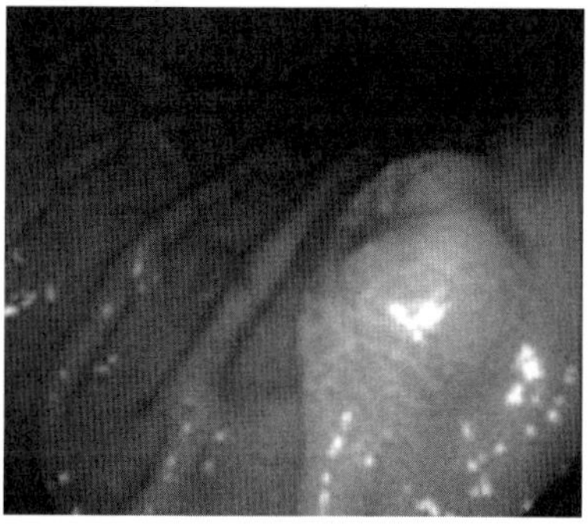

점막하 종양처럼 보이나 조직학적으로 위암으로 진단된 병변

기저부의 경계는 불규칙하며, 종양표면의 함몰은 비교적 얕지만 넓고 경계가 불규칙적인 특성을 갖는다는 것입니다.

본 환자는 최종적으로 위암으로 진단받아서, 위절제술을 받고 재발 증거 없이 정기적으로 경과 관찰 중입니다.

21. 점막하 종양

66) 점막하 종양이란?

위장관의 점막하 종양은 위장관 표면, 즉 점막의 아래층에 생긴 종양으로, 위장관 내시경검사나 조영술에서 소화관 내강 내로 돌출된 구형 혹은 반구형의 병변으로 관찰되며 대부분 우연히 발견됩니다. 전체 위장관에서 점막하 종양 발생률은 알려져 있지 않지만, 진단 내시경의 약 0.4%에서 위의 점막하 종양이 보고되고 있습니다.

점막하 종양은 매우 다양한 기원을 가지는 세포 종양입니다. 크게 근육과 신경, 그리고 기질 세포에서 기원한 것으로 분류될 수 있으며, 악성과 양성으로 구분될 수 있습니다.

양성 점막하 종양들은 평활근종, 슈반 세포종, 신경섬유종증, 과립세포종양, 혈관종, 이소성 췌장 등이 있습니다. 위장관 기질

종양은 크기가 2㎝ 이상이거나, 자라는 경우, 조직검사에서 유사분열의 개수가 고배율당 2개 이상으로 나타나거나 여러 개의 층을 침범할 때는 악성의 위험도가 큰 것으로 보는데, 위장관 기질종양은 항상 **잠재적 악성**을 고려하여야 합니다.

점막하 종양은 보통 증상이 없으며, 증상이 있다 하여도 복통, 장폐쇄, 출혈이나 장중첩과 같은 비특이적인 증상으로 나타나고, 다른 악성 종양과 같이 악성 점막하 종양은 체중감소와 같은 전신적인 증상들이 나타납니다.

일반적으로 내시경 및 내시경 초음파를 통해 진단할 수 있으며, 내시경 초음파를 통하여 종양 내부의 균질도, 정확한 크기, 종양의 깊이 등을 알 수 있어, 내시경 초음파가 진단 및 치료 방향 설정에 도움을 줍니다.

67) 치료는 어떻게 하나요?

치료의 선택은 환자의 상태와 종양의 종류, 크기, 모양, 위치와 종양의 확장 정도를 기준으로 결정합니다. 일반적으로 2㎝ 이하, 양성으로 보이는 무증상의 점막하 종양은 수술적 치료없이 1~2년 간격으로 추적 관찰로 충분합니다. 반면에 출혈 등의 증상이 있는 경우나 악성이 의심되는 경우, 그리고 2㎝ 이하이더라도 크기가 자라는 경우는 수술로 제거해야 합니다.

68) 이소성 췌장(ectopic pancreas, heterotopic pancreas, aberrant pancreas, 異所性膵臟)이란?

이소성 췌장이란 췌장조직이 원래의 위치가 아닌 다른 곳에 위치하며 조직학적으로 췌장조직으로 확인된 것을 말합니다

부검을 시행한 사람 중에서 약 0.5%~13%의 비율로 발견되며, 아직까지 이의 발생원인은 명확히 알려져있지 않으나 발생학적으로 췌장 조직의 이동 과정에서 장벽 내에 남아있어서 발생한 것으로 추정됩니다.

이소성 췌장이 가장 많이 발생하는 부위는 위, 십이지장, 공장 등이며 회장, 메켈 게실, 담낭, 총담관 등에서도 드물게 발생합니다. 위에서 발생하는 경우의 약 85~90%가 전정부 및 유문부에서 발생하며 종양 표면의 가운데가 움푹 들어간 모양입니다.

이소성 췌장은 대부분 증상이 없어 건강검진 등으로 진행한 내시경 또는 방사선 조영술 검사에서 우연히 발견되는 경우가 많으나, 간혹 상부위장관 출혈, 장폐쇄, 악성화 등의 합병증이 발생할 수 있습니다. 이소성 췌장은 정상 췌장에서 나타나는 모든 병적인 변화를 겪을 수 있는데 악성변화, 낭종형성, 췌장염, 인

슘린종, 출혈 및 괴사, 농양형성, 위축 등이 동반될 수 있습니다.

이소성 췌장이 의심될 때는 초음파 내시경을 시행하여 확진합니다. 크기가 2㎝ 이상이면 제거하며, 크기가 작은 경우에는 1년마다 주기적으로 경과를 관찰하다가 크기가 커지거나 출혈 등의 합병증을 일으켰을 경우 치료합니다.

22. 위 림프종

69) 위 림프종이란?

림프종은 우리 몸의 면역체계를 구성하는 림프조직에서 발생하는 암으로, 림프종은 조직학적으로 호지킨 림프종과 비호지킨 림프종으로 구분됩니다. 위에 발생하는 림프종은 95% 이상이 비호지킨 림프종이며, 위림프종은 전체 위장관을 침범하는 림프종의 50%, 위의 악성 신생물 중 4~8%에 해당합니다.

70) 원인 및 증상은?

미만성 거대 B세포 림프종의 경우 정확한 원인이 밝혀져 있지 않으나, 위축성 위염이나 면역기능의 저하가 연관이 있을 것으로 추정되고 있습니다. 증상으로는 명치부 통증이나 복통이 흔하며 크기가 큰 종양의 경우는 폐쇄증상을 보일 수 있으나, 악성 림프종에서 보이는 "B"증상인 섭씨 38도 이상의 고열, 야간 발한(밤에 잘 때 나는 땀), 체중감소는 흔하지 않습니다.

71) 진단은 어떻게 하나요?

위림프종은 다양한 육안형태를 보입니다. 이 때문에 내시경이나 위장조영검사의 화상소견만으로 확정 진단을 하는 것이 어려운 병변도 많습니다. 위내시경, 복부 전산화단층촬영(CT), 조직검사에 의한 병리소견 등을 종합하여 진단해야 하며, 반드시 조직검사를 통하여 확진을 내려야 합니다.

72) 치료는?

① 항암화학요법과 방사선 치료

과거에는 위에만 존재하는 경우에는 수술적 치료를 시행하였는데, 이는 수술 후 정확한 진단과 병기 설정을 할 수 있다는 점과 항암화학요법이나 방사선 치료로 발생하는 여러 가지 합병증을 고려하였기 때문이었습니다. 하지만 최근에 지속적인 연구로 항암화학요법 및 방사선 치료가 부작용이 크게 줄어들고 치료효과가 수술만큼이나 좋으며, 수술의 부작용을 줄일 수 있다는 장점이 있어서 상당부분 수술적 치료를 대신하고 있습니다.

② 수술적 치료

미만성 거대 B세포 림프종의 치료에 있어 수술적 치료의 효과는 현재 논란이 있습니다. 단 위장관의 림프종으로 인한 폐색, 출혈 등의 응급 상황 등에서는 수술적 치료가 사용됩니다.

73) 예후는 어떤가요?

병기에 따라 달라질 수 있으나 적극적인 항암방사선 치료를 받을 경우 평균적으로 60~70%의 완치율을 보일 수 있습니다. 이는 위의 다른 림프종에 비해서는 나쁘지만, 위선암을 포함한 다른 고형암보다 우월하며 치료 반응도 좋습니다.

74) 말토마(MALToma)란?

위 림프종은 위에서 발생하는 악성 종양의 4~8%를 차지하는 비교적 드문 질환이나, 전체 위장관 림프종의 50% 이상을 차지합니다. 이 중 조직학적으로 점막 연관 림프조직(Mucosa

Associated Lymphoid Tissue, MALT) 림프종이 40% 내외를 차지하고 있습니다. 즉, 종양을 뜻하는 '-oma'를 뒤에 붙여서 'MALToma(말토마)'라고 부르고 있습니다.

위 말토마의 발생에는 **헬리코박터 감염**이 중요한 역할을 하고 있습니다. 진단은 위내시경 검사 및 조직검사를 통해 이루어지며, 컴퓨터 촬영(CT) 및 내시경 초음파 검사를 통하여 병의 침윤 범위와 진행 정도, 즉 병기를 평가하게 됩니다.

말토마의 첫 단계 치료는 헬리코박터 감염이 확인된 경우, 먼저 헬리코박터 제균 치료를 하며, 제균이 되더라도 림프종이 조직학적으로 소멸되지 않는 경우 첫 1년 간은 3개월 간격으로 내시경 및 조직검사를 시행합니다. 림프종 병변이 다 없어지면, 3년 간은 6개월 간격으로 추적 관찰하게 됩니다.

만약 헬리코박터 제균 치료 1년 후에도 림프종 병변이 남아있으면, 항암화학요법이나 방사선 치료를 하게 됩니다. 대체적으로 5년 생존율은 90% 이상으로 보고됩니다.

헬리코박터가 음성인 위 말토마인 경우 헬리코박터 제균 치료는 논란이 있으며, 방사선 치료의 효과는 좋은 것으로 보고됩니다.

23. 위암 예방을 위한 밥상

75) 위암에 좋은 음식 재료가 어떤 건가요?

양배추는 소화 과정 중 설포라판이라는 물질을 생성합니다. 설포라판은 강력한 항산화 효과가 있는 것으로 알려진 물질입니다. 한 연구에 따르면 설포라판은 우리나라 사람들의 위암 발생의 주요한 인자로 알려져 있는 헬리코박터 파이로리균의 활성을 감소시켜주는 작용을 하였고, 실제로 동물실험에서도 발암물질에 의해 유발된 위암의 생성을 저해하였다는 결과가 있었습니다.

또한, 브로콜리에는 비타민 C와 E가 풍부하게 들어있어 활성산소를 제거해주는 작용을 하기 때문에 위암에 좋다고 할 수 있고, 브로콜리에도 역시 설포라판 성분이 포함되어 있기 때문에 항산화 작용 및 항암작용에 탁월한 효과를 낼 수 있습니다.

76) 위암 환자들이 피해야 할 음식이 있나요?

위암 발생을 억제하기 위해서는 짠 음식과 탄 음식을 피해야 합니다.

우선, 염분이 많이 포함되어 있는 짠 음식은 위암 발병률 및 재발률을 높일 수 있습니다. 특히 한국인들이 많이 먹는 젓갈, 찌개 등은 염분이 많이 포함되어 있어 위암 환자에게 좋지 않습니다. 염분을 많이 섭취하는 사람은 그렇지 않은 사람보다 위암의 발생률이 유의하게 높아질 수 있다는 연구 결과도 있습니다.

또한 불에 직접 구워 탄 육류나 생선 등은 발암물질이 포함되어 있으며, 훈제하거나 가공된 육류에 많이 포함되어 있는 질산염, 아질산염도 강력한 발암물질이 될 수 있기 때문에 피하는 것이 좋습니다.

77) 위암 환자들이 음식을 먹을 때 특별히 피해야 할 조리법이 있을까요?

모든 음식을 할 때 짜지 않게, 싱겁다 싶을 정도로 간을 해서 드십시오.

짠 음식은 위염 및 위암의 가장 위험한 유발인자입니다.

고온에서 익힌, 탄 음식도 좋지 않기 때문에 직화로 육류를 구워서 먹는 것도 가급적 삼가하시고, 탄 부분은 제거하고 드시는 것이 좋습니다.

78) 위암 예방을 위해 환자들이 지켜야 할 건강 수칙이 있다면 말씀해주세요.

신선한 채소와 과일을 많이 드십시오. 채소와 과일에 포함된 비타민, 엽산 등은 항산화 작용 및 항암작용을 할 수 있습니다.

정기적인 내시경 검사를 통해 위암의 위험인자로 알려져 있는 헬리코박터 감염 여부를 확인하고, 감염이 확인된다면 제균 치료를 받는 것이 좋습니다.

위에 부담을 줄이고, 과식하지 않는 것도 중요한 건강 수칙 중 하나입니다.

Ⅲ. 소장

24. 소장 질환

25. 캡슐 내시경

26. 빈혈과 흑색변

24. 소장 질환

79) 소장 출혈이란?

2006년 8월 메이저리그에서 활약 중이던 박찬호 선수가 빈혈이 있다는 기사가 있었습니다. 그 후 소장의 출혈이 원인이라는 기사가 나왔고 혈액량이 정상인의 절반까지 떨어졌었다는 소식도 나왔습니다. 많은 야구팬들 사이에 혹시 대한민국 최초 메이저리거의 건강에 적신호가 온 것은 아닌지 걱정과 우려가 컸지만, 다행히 소장 출혈의 원인이 된 매켈 게실을 제거하는 수술을 받았고 이후 재출혈의 소식은 들리지 않았습니다.

위장관 출혈 환자의 약 5%는 위내시경과 대장내시경 시행 후에도 뚜렷한 출혈 원인을 찾지 못하며, 이러한 환자들의 75%는 소장 질환이 출혈의 원인이 되는 것으로 알려져 있습니다. 소장 질환에 의한 혈변이나 흑색변은 위나 대장 질환에 의한 경우보다

상대적으로 드뭅니다. 하지만 복벽에 고정되어 있지 않은 6m 이상의 긴 관상 구조로 되어있는 소장은 그 해부학적 특성과 어려운 접근성으로 인해 진단과 치료에 한계가 있습니다.

혈변 및 흑색변을 유발할 수 있는 소장 질환으로는 혈관형성이상(50%), 궤양(26.8%), 종양(8.8%) 순으로 보고되어 있습니다. 이외에도 원인불명 소장 궤양, 멕켈 게실, 크론병, 비스테로이드성 소염제 등 약물에 의한 소장 점막질환 등이 있을 수 있습니다.

25. 캡슐 내시경

80) 캡슐 내시경이란?

캡슐 내시경이란 말 그대로 알약 같은 조그만 장치를 삼키면 작은창자 속을 통과하면서 내부를 들여다볼 수 있게 만든 내시경입니다. 2000년 이후 새롭게 개발되었으며, 일반 내시경 검사와는 달리 검사에 따른 고통과 불쾌감이 없는 장점이 있습니다. 또한 식도, 위, 십이지장을 거쳐 일반 내시경으로는 검사할 수 없는 작은창자의 내부 모습을 검사할 수 있는 장점이 있어, 원인 모를 출혈이나 소장 종양이 의심되는 경우 이를 확인하는 데 유용하게 이용됩니다. 캡슐 내시경을 통해서는 소장에 나타난 질환의 65~70% 이상을 식별할 수 있으며, 과거에는 검사 비용이 비싸다는 단점이 있었으나 현재 건강보험이 적용되면서 저렴한 비용으로 검사를 받을 수 있게 되었습니다. 다만 소장에 폐색이 있을 경우 캡슐 내시경이 몸 밖으로 빠져나가지 못하고 장안에 머무를 수 있기 때문에, 장내 폐색이 의심되는 환자의 경우에는 캡슐 내시경을 시행할 수 없습니다.

캡슐 내시경의 크기는 아주 작은 알약은 아니지만, 일반적인 비타민이나 소화제에 비해 그렇게 큰 크기는 아닙니다. 검사 방법은 검사 전날 저녁에 장 준비를 위해 장정결 용액을 2L 마시고, 이후 저녁부터 다음 날 아침까지 금식을 유지합니다. 검사 당일 캡슐의 영상을 전송받을 수신기를 복부에 벨트 형태로 부착하고 수신기의 전원을 켜고 캡슐 내시경을 알약처럼 복용합니다. 이후 일상적인 활동을 하며 저녁에 수신기를 분리하면 검사가 종료됩니다. 예상 소요 시간은 캡슐내시경의 배터리가 소진될 때까지의 시간인 약 12~15시간 정도이나, 환자 상태 및 검사 진행 상황에 따라 변경될 수 있습니다.

주의 사항으로는 검사가 진행되는 동안 자기장이 강한 곳은 가지 않도록 하는 것이 좋으며, 드물게 캡슐 내시경이 위장관에 정체되어 장폐색을 유발할 수 있는데 이러한 경우 복통, 구역, 발열 등의 증상이 나타날 수 있습니다. 이런 경우에는 즉시 의료진에게 연락을 해야 합니다. 하지만 대부분의 경우 특이 합병증은 발생하지 않으니 너무 걱정하실 필요는 없습니다. 캡슐내시경은 보통 24~72시간 이내에 대변에 섞여 몸 밖으로 배출됩니다.

확인되지 않은 경우 의료진과 상담하여 복부 방사선(X-ray) 검사를 통해 확인할 수 있습니다. 캡슐내시경은 수거할 필요가 없으며 변기를 통해 흘려보내도 괜찮습니다.

검사 종료 후 식사, 운동 등의 활동에 대한 제한은 없으며, 복용하던 약물은 다시 복용합니다. 검사 전 금식 및 음식 조절 등의 처치가 충분하지 않거나 심한 장기능 저하가 있을 경우 소장 관찰이 불완전하거나 실패할 수 있고, 이러한 경우 소장 병변을 확인하는 검사가 추가로 필요할 수 있습니다.

캡슐 내시경으로 소장을 관찰하여, 병변의 위치 및 범위를 확인하게 되면 이에 따라 치료 방침을 정하게 되며, 필요에 따라서는 소장 내시경을 시행하여 병변을 치료하거나 조직검사를 시행할 수 있습니다. 캡슐 내시경은 환자의 고통 없이 소장 내부를 확인할 수 있는 최적의 검사법으로, 앞으로 많은 환자들에게 유용하게 활용될 것으로 생각됩니다.

81) 캡슐 내시경검사는 언제 받습니까?

소장의 일부가 좁아진 협착이 있을 경우 캡슐내시경이 협착 부위에 걸려서 빠져나오지 못하게 되는 경우가 발생할 수 있어, 간헐적 복통, 체중감소, 복부 수술의 과거력 등 소장 협착이 있을 가능성을 시사하는 소견이 있다면 복부 전산화 단층촬영(CT)을 먼저 시행하여 소장 협착이나 소장 종양 유무를 확인합니다.

소장 협착이 없다면, 캡슐내시경을 시행하는데 캡슐내시경에서 염증이나 종양이 의심되면 조직검사를 시행한 후 결과에 따라 약물치료 등을 시행하게 됩니다. 수술을 해야 할 병이라고 판단되면 소장내시경 없이 바로 수술을 할 수도 있습니다.

캡슐내시경에서 혈관형성이상이 관찰되면 소장내시경을 시행하여 내시경을 이용한 지혈 치료를 시행합니다. 위, 대장내시경에서 출혈 원인이 관찰되지 않으며 소장 출혈이 의심되는 상황에서 심장박동수가 증가하고 혈압이 떨어지는 등 활력 징후의 변화가 동반된 대량 출혈이라면, 진단과 동시에 색전술을 통한 지혈이 가능한 혈관 조영술을 시행하여 치료합니다. 한편, 캡슐내시경이나 소장 조영술에서 출혈 원인이 발견되지 않고 출혈이 반복되는 경우에는 적혈구스캔, 멕켈(Meckel) 스캔 등 추가적인 검사를 시행하기도 합니다.

26. 빈혈과 흑색변

71세 남성 환자가 어지러움과 검은 변의 증상으로 응급실에 내원하였습니다.

변이 검다는 것은 위장관 출혈을 시사하는 소견으로 환자는 혈색소 수치도 6.7g/dL(정상은 13 이상)로 감소하였고, 이전 위궤양의 병력이 있어 위내시경 검사를 시행하였으나 이전 궤양은 호전된 상태로 출혈 의심 병변은 없었습니다. 다음 날 대장 내시경 검사를 시행하였으나 대장 내시경 검사 역시 특이 소견은 관찰되지 않았습니다.

환자의 출혈 원인을 밝히기 위해 소장을 관찰할 수 있는 캡슐 내시경 검사를 시행하였고, 출혈 흔적을 동반한 소장 궤양들이 관찰되었습니다.

82) 소장 출혈의 원인은 어떤 것이 있나요?

소장출혈은 대부분 혈관 기형이나 종양이 원인이며, 드물게 아스피린이나 비스테로이드성 소염제로 인한 경우가 있습니다.

비스테로이드성 소염제는 진통제로 치통, 관절염, 수술 후 통증에서 암 관련 통증까지 다양한 동통 관리에 이용되는 약제입니다. 의사의 처방 없이도 투약 가능하여 사용량이 많은 만큼 부작용과 합병증을 유발합니다. 그중 가장 심각한 것은 위장관 출혈로, 대개는 위나 십이지장에 일으키나 드물게 소장에도 발생할 수 있습니다. 특히 고령자, 만성 혹은 악성질환자에게 자주 발생할 수 있으며, 과량 복용 시에는 발생 위험이 더욱 커질 수 있습니다.

83) 치료는 어떻게 하나요?

소장 출혈은 지혈 치료가 쉽지 않습니다. 위장 출혈과 달리 약물치료의 효과가 높지 않으며 캡슐 내시경은 영상비디오 기법으로 소장을 관찰하여 진단은 할 수 있으나 치료는 불가능합니다. 최근에는 내시경이 발달하여 이중 풍선 소장 내시경 등이 치료에 이용되고 있으나 위, 대장에 발생하는 출혈보다 시술 시간이 오래 걸리고 숙련된 기술이 요구되며 장비도 고가여서 치료 비용이 적지 않게 소요됩니다.

따라서 치료보다는 출혈이 생기기 전에 예방하는 것이 중요합니다. 진통제 복용이 필요할 때에는 같은 종류의 진통제를 장기간 복용하거나 용량이 과도하지 않아야 하고, 진통제 복용이 오랫동안 요구되는 만성 질환을 가진 경우에는 기전이 다른 진통제를 교체하여 처방하는 등의 복약 지도가 요구되므로, 반드시 의사와의 상의가 필요합니다.

본 환자의 경우에는 내시경과 복부 전산화 촬영을 시행하여 악성종양, 염증성 장질환 등의 원인을 배제하였습니다. 문진 결과, 허리 디스크 통증으로 인하여 비스테로이드성 소염제를 오랫동안 복용하는 상태였으며, 이전 위궤양 역시 비스테로이드성 소염제와 관련 있다고 생각됩니다.

Ⅳ. 대장

27. 대장 질환의 전반적인 이해

28. 분변 잠혈 반응 검사

29. 대장 게실

30. 변비

31. 노인 변비

32. 과민성 장 증후군

33. 만성 가성 장폐쇄증

34. 장염

35. 허혈성 대장염

36. 항생제 연관 설사증

37. 위막성 대장염

38. 방사선 직장염

39. 궤양성 대장염

40. 크론병

41. 궤양성 대장염에서 동반된 거대세포 바이러스 대장염

42. 대장 용종

43. 대장암

44. 직장 유암종

27. 대장 질환의 전반적인 이해

84) 대장은 어떤 기능을 하나요?

대장은 맹장, 결장, 직장으로 구성된 길이 120~150㎝의 장기이며, 우측 대장은 수분을 흡수하여 대변의 양과 굳기를 조절하며, 좌측 대장은 대변을 배설하는 역할을 합니다.

85) 대장질환에는 어떤 것들이 있나요?

대표적인 것이 종양이 되겠습니다. 종양은 악성과 양성 종양으로 나눌 수 있는데, 악성 종양으로는 대장암, 악성 림프종 등이 있고, 양성 종양으로는 대장 용종, 지방종, 섬유종 등이 있습니다. 그 외에 염증성 대장 질환으로는 궤양성 대장염, 크론병, 결핵성 대장염 등이 있으며, 대장에 게실이 생기면서 여기에 염증이 생기는 게실염도 있습니다. 또한 항문 주위로 치질이나 치루, 농양도 많이 발생합니다.

86) 대장 질환이 잘 나타나는 연령대가 있나요?

질환에 따라 다른데, 발병 연령은 염증성 장 질환인 경우 15~30세에 가장 높으며, 과민성 장증후군인 경우 전 연령대에서 발생할 수 있지만 45세 이하에서 처음 증상이 발현하는 경우가 대부분입니다. 대장암의 경우 대부분 50세 이상 연령에서 발병합니다.

87) 대장 질환 중에 가장 많은 사람들이 겪고 있는 것이 과민성 장증후군이 아닐까 생각하는데요. 왜 생기는 건가요?

과민성 장증후군은 식이 요인, 약제, 스트레스 등의 다양한 유발 인자에 의하여 대장 혹은 소장의 운동성 장애, 감각의 이상 등이 초래되어 발생합니다. 최근에는 급성 장염을 앓은 분에게서 과민성 장증후군이 생길 수 있다고 밝혀졌습니다.

88) 과민성 장 증후군 치료방법은 어떤 것이 있나요?

우선 과민성 장 증후군은 기능성 질환임을 설명하여 안심시키면서 증상을 악화시키는 생활습관을 교정하고, 증상을 유발하는 음식을 피하도록 합니다.

약물치료는 복통, 변비 혹은 설사 등의 증상에 대한 대증적 치료를 합니다. 최근에는 장내 박테리아의 증가 등 원인이 밝혀진 것도 있어서 이에 대한 맞춤 치료도 하고 있습니다.

89) 대장질환을 의심해볼 만한 배변 습관이 있나요?

복통, 변비, 설사 등이 대장 질환의 증상들입니다. 식사하자마자 화장실에 가서 배변을 한다든지, 배변 시 시원하게 못 보는 경우, 또는 배변 후 잔변감이 있는 경우, 최근 배변습관의 변화가 생긴 경우, 그리고 대변에 피가 섞여 나오는 경우에는 대장 전문의의 진료를 받아야 합니다.

90) 과민성 장증후군과 궤양성 대장염은 어떻게 구별할 수 있나요?

체중감소, 혈변, 야간 설사 혹은 지방변은 과민성 장증후군에 맞지 않는 증상입니다. 이럴 때는 궤양성 대장염을 포함한 기질성 대장 질환을 의심해 보아야 하겠습니다.

91) 궤양성 대장염은 어떤 질환이며, 완치는 가능한가요?

궤양성 대장염은 장기간에 걸쳐 반복되는 만성 염증성 장질환이며, 염증과 궤양이 대장에 생깁니다, 정확한 원인은 알려져 있지 않지만, 유전성, 면역성, 감염성, 정신적 요소가 복합적으로 작용하여 발생한다고 보고 있습니다. 당뇨 혹은 고혈압과 마찬가지로 완치라기보다는 치료한 후 잘 관리해야 하는 질환입니다.

92) 궤양성 대장염의 검사방법과 임상양상, 그리고 합병증 등에 대해서 설명 부탁드립니다.

검사는 대장내시경을 통해서 장염의 범위와 활성도를 확인할 수 있습니다.

증상으로는 대변에 피나 점액이 섞여 나오고, 경련성 복통과 빈혈, 뒤무직 등이 있습니다. 합병증으로는 출혈, 천공, 거대 결장 그리고 장협착 등이 있습니다.

93) 증세가 비슷하게 나타나는 궤양성 대장염과 크론병은 어떻게 다르나요?

궤양성 대장염은 염증과 궤양이 대장에서만 생기며, 장 점막에 생기는 질환입니다. 반면, 크론병은 입부터 항문까지 전 소화관에 걸쳐 어디든지 발생할 수 있는 장질환이며, 장 전체 벽에 염증을 초래합니다.

94) 크론병이란 뭔가요?

우리나라에서 최근 몇 년 사이에 식생활의 서구화 및 생활환경의 변화 등으로 발생 빈도가 늘어나고 있는 질환 중 하나로서, 앞서 말씀드린 대로 크론병은 입부터 항문까지 전 소화관에 걸쳐 어디든지 발생할 수 있으며, 장 전층에 염증이 생기는 만성 염증성 장질환입니다. 소장과 대장을 같이 침범하는 경우가 가장 흔합니다. 복통, 설사, 체중감소, 항문 통증, 치루, 협착, 누공 등의 증상과 징후가 나타납니다.

95) 크론병을 진단하기 쉽지 않았다고 하는데 왜 그렇죠?

20년 전만 해도 우리나라에 결핵성 장염이 많고, 크론병이 적어서 결핵성 장염으로 오진하는 경우가 있었지만, 크론병에 대한 경험이 쌓이면서 근자에 와서는 대장내시경 및 조직 검사로 진단하는 데에 크게 어렵지 않습니다.

96) 게실염이란 무엇이며 임상증상, 진단, 치료방법은 어떤 게 있나요?

게실이란 주머니란 뜻입니다. 고인 물은 썩는다는 말이 있듯이, 게실 내에 변이 끼이게 되면 혈관이 눌리거나 염증이 발생하여 게실염이나 출혈이 생기게 되는데 복통, 발열, 출혈 등의 증상이 있습니다. 게실염은 복부전산화 단층촬영검사를 통해 진단할 수 있으며 항생제 등의 내과적 약물치료로 효과가 있지만, 게실염이 반복된다든지 천공, 농양 등이 내과적 치료로 호전이 되지 않으면 수술적 치료를 선택하게 됩니다.

97) 대장내시경검사에서 용종이 발견되면 어떻게 하죠?

대개는 발견 당일 내시경적 용종 절제술을 합니다. 하지만 용종 모양이 편평해서 바닥이 넓다든지, 용종 크기가 2㎝ 이상으로 큰 경우에는 시술에 따른 합병증, 출혈이나 천공의 위험도가 크므로 치료 내시경 일정을 따로 잡기도 하며, 대장암이 의심되는 경우에는 조직검사를 먼저 해서 조직 소견을 확인한 후 치료 계획을 마련할 수도 있습니다.

98) 대장용종이란 뭔가요?

용종은 대장 장관 점막 위로 돌출된 양성 혹 덩어리라고 할 수 있습니다. 크기와 형태가 다양하며 일부에서 대장암과 연관성이 있어 최근 관심이 커지고 있습니다. 용종은 신생물성, 염증성, 과오종 등으로 분류됩니다. 염증성은 말 그대로 대장염 등 염증으로 인해 생긴 것이고, 과오종은 대장 점막에 정상적으로 존재하는 세포들의 비정상적인 혼합으로 이뤄진 비종양성 성장으로 일부는 대장암과 연관성이 있습니다. 신생물성 용종은 암의 전구병변으로 생각되고 있습니다. 용종은 한두 개에서부터 수십, 수백 개까지도 발견되는 경우가 있습니다.

99) 대장용종을 예방할 수 있는 방법이 있다면 좋을 것 같은데요?

섬유질이 많은 음식을 섭취하고, 금연, 금주, 그리고 적당한 운동이 중요합니다. 50세 이상에서는 5년 간격으로 대장내시경 검사를 받으셔야 합니다.

대장암의 가족력이 있는 경우에는 40세 이상부터 대장내시경 검사를 받길 권합니다.

100) 조기 대장암인 경우엔 내시경적 절제술로 치료하신다고 하셨는데 어떤 시술인가요?

점막이나 점막하층에만 암세포가 침범한 경우, 내시경적 점막하 박리술을 시행할 수 있습니다. 본 시술의 장점은 대장 절제를 하지 않고 국소적으로 완전히 도려내기 때문에 대장 기능을 유지할 수 있고, 삶의 질에도 좋습니다. 따라서 조기 대장암인 경우는 내시경적 절제술로 근치적으로 치료하게 됩니다.

101) 장폐색인 경우, 내시경적으로 치료하는 방법이 있습니까?

'스텐트'라고 하는 튜브를 내시경적으로 넣어서 좁아져 있는 부위를 넓힐 수도 있습니다. 대장암 자체가 많이 진행되어 수술도 못 할 경우에, 스텐트로 좁아져 있는 부위를 넓히면 증상 완화의 효과가 있습니다. 이 외에도 대장암으로 인해 좁아져 있으면 좁아져 있는 부위의 상부는 장이 늘어나고 장벽에 염증도 생기게 되어 수술 후 경과가 안 좋아지게 됩니다. 따라서 수술 전에 스텐트를 넣어서 좁아져 있는 부위를 넓힘으로써 수술 후 성적도 향상되고 회복도 빨라집니다.

102) 숙변과 체내의 노폐물을 제거해주는 장 세정을 가끔 해주는 것이 대장 건강에 좋을까요?

숙변이란 의학적인 용어는 아니며, 대장은 지속적인 연동 운동으로 변을 항문 쪽으로 이동하게 되므로, 숙변이 있을 수 없습니다. 따라서 숙변 제거를 위한 장세척 또는 장 청소를 한다는 것은 의학적인 근거가 없습니다.

103) 대장암을 예방하려면 어떻게 해야 할까요?

중요한 것은 다양한 음식을 골고루 섭취하는 것입니다. 특히 현대인에게 부족한 섬유소 섭취를 늘리고 고지방 섭취는 줄이면서 담배, 술, 스트레스 등을 피하고 운동을 늘리는 것이 필요할 것입니다. 조기에 대장암 및 대장암의 전구병변인 대장 용종을 발견하여 치료하기 위해 정기적으로 대장내시경이 포함된 건강검진을 시행하는 것이 무엇보다 중요합니다.

104) 대장은 음식섭취와 관련이 깊은데요, 대장질환에 도움이 되는 음식과 생활습관은 어떤 것이 있나요?

지난 2년간 본원에 내원한 대장암 환자 및 건강인에서 식이 요인 연구를 해보니, 예방 인자는 식이섬유, 비타민C, 떡류였고, 위험 인자는 빵류, 붉은 육류, 동물성 지방 등이었습니다. 즉 신선한 야채와 과일 그리고 저지방 음식은 가까이 하고, 붉은 육류, 빵류 등의 음식은 가능한 한 피하는 것이 좋겠습니다

동시에 금연, 적당한 운동, 식생활습관 개선 등을 통하여 대장질환을 예방하여야 할 것입니다.

28. 분변 잠혈 반응 검사

105) 분변 잠혈 반응 검사란?

분변 잠혈 반응 검사(stool occult blood test)란 눈에는 보이지 않을 정도의 적은 양의 피라도 대변에 섞여 있는지를 검사하는 방법으로, 위장관계의 출혈성 질환 유무를 밝혀내는 검사입니다. 현재 국가암 검진 사업으로 만 50세 이상의 경우 매년 대장암의 조기발견을 위한 선별검사로 이용되고 있으며, 양성 반응시 대장내시경검사 또는 대장이중조영검사를 받도록 하고 있습니다.

분변 잠혈 검사는 음식으로 먹은 동물의 피에도 양성 반응을 보이므로 검사기간 중에는 피해야 합니다. 검사 전날부터 끝나는 날까지 육식을 피하고, 섬유질이 많은 음식을 섭취하는 것이 좋습니다. 또 페록시다제 유사물질을 함유하는 음식(서양 고추냉이, 순무, 바나나, 배 등)은 검사기간 중에는 피해야 합니다. 아스피린이나 소염제 또는 페닐부타존, 인도메타신 등을 함유하는 약물은 위장관을 자극하여 출혈을 유발할 수 있으므로 검사기간 중에는 복용을 금해야 합니다. 치질환자, 월경 중인 환자, 치과 치료 중인 환자에서는 이로 인해 비정상 결과가 나올 수 있으므로 증상이 사라진 후에 검사를 해야 합니다.

위와 같은 대변 잠혈 검사법의 단점을 보완하기 위해 나온 방법이 면역화학 대변 잠혈 반응 검사입니다. 장점은 대변 내 혈색소를 직접 검출하는 방법으로 음식이나 약제에 의한 위양성 또는 위음성이 나타나지 않으며, 혈색소내 글로빈 성분은 상부 위장관 효소에 의해 분해되므로 상부 위장관 출혈 시 결과가 음성으로 나타나기 때문에 기존의 대변 잠혈 반응 검사보다 특이도가 더 높습니다. 하지만 상대적으로 비용이 많이 들고 이 검사를 통해서 대장암 사망률을 낮춘다는 무작위 비교연구가 없어, 이상적인 선별검사로 사용되고 있지는 못합니다.

분변 잠혈 검사 진단의 정확도는 매년 반복적으로 시행하게 되면 대장암의 경우 92%까지 진단이 가능하지만, 일 회 검사 시 양성 종양을 진단하는 확률은 13~50%이며, 진행성 선종에서는 20%로 낮습니다.

분변 잠혈 반응 검사에서 양성인 경우 치핵이나 항문 열상에 의한 것일 수도 있지만, 소화관 궤양과 암 종양을 염두에 두고 추가적인 검사를 하게 됩니다. 대장 내시경 검사를 시행하여 대장 용종과 악성 종양 의심병변을 관찰하며, 의심되는 경우 조직 검사를 시행하여 확진합니다.

29. 대장 게실

106) 대장 게실이란?

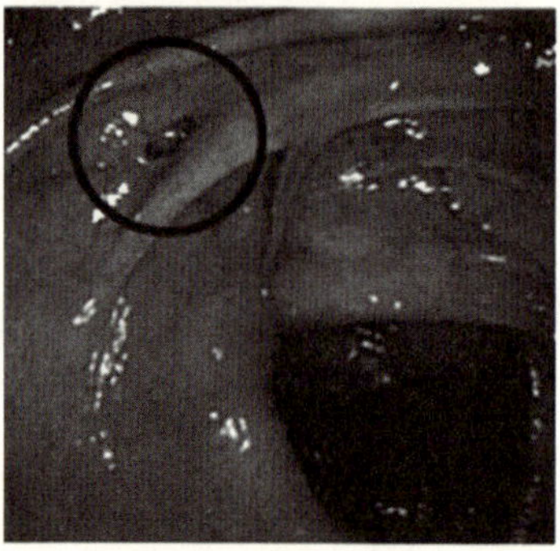

대장 게실의 내시경 사진

대장게실이란 대장의 장점막 일부가 주머니 모양으로 장벽 밖으로 튀어나온 것을 말합니다. 이런 주머니는 나이가 많을수록 증가하며, 서양화된 식이습관의 증가 및 섬유섭취의 감소로 젊은 층에서도 발생이 증가하고 있습니다. 특히 저섬유식을 할 경우 대변이 딱딱해져 장내압력이 증가하여 대장게실이 생긴다고 알려져 있습니다. 대장게실은 게실 자체로는 대부분 무증상이며, 다른 이유로 대장검사(대장내시경, 대장컴퓨터단층촬영 등) 중 발견하게 됩니다.

107) 대장 게실염은 무엇인가요?

주머니 같은 대장 게실에 대변이 박히게 되는 경우가 생기며, 딱딱한 대변의 경우 지속적으로 대장 게실을 자극하게 되어 대장 게실염을 일으킵니다. 대장 게실염은 복통, 발열, 구역/구토, 설사/변비, 출혈과 같은 증상을 유발합니다. 특히 이러한 증상들은 급성 충수돌기염, 난소 낭종(물혹), 소화성 궤양, 염증성 장질환 등과 같은 질환들에서도 나타날 수 있어, 감별을 위해 엑스레이, 대장내시경, 복부 컴퓨터단층촬영 등의 추가 검사가 필요하게 됩니다.

108) 대장 게실염의 치료는?

대장 게실염에 의해 주변 대장에 염증이 생기게 되며, 심할 경우 복강내 농양이나 대장천공과 이로 인한 복막염 등의 합병증도 발생할 수 있어 즉각적인 항생제 치료가 필요합니다. 특히 대장 게실염에 의한 염증 정도가 심하거나, 노인 또는 면역결핍자, 주기적인 스테로이드 사용자 등은 필요에 따라 입원하여 수액 및 항생제 치료가 필요할 수 있습니다. 그리고 경우에 따라 복강내 농양이나 대장 천공이 생겨 수술적 치료가 필요할 수도 있습니다.

식사는 대장의 염증이 가라앉을 때까지 미음이나 저섬유식을 섭취하는 것이 좋습니다. 이러한 식사는 대장 게실염이 완치되었을 때 고섬유식으로 변경하여 추가적인 대장 게실과 대장 게실염을 예방하게 됩니다.

109) 대장 게실염을 예방하기 위해 필요한 음식과 생활 습관은 무엇인가요?

대장 게실염을 예방하기 위해서는 대장 게실이 생기지 않도록 하여야 하며, 이를 위해서 고섬유질 식사가 권장됩니다. 섬유질은 곡류, 야채, 과일에 많으며, 하루에 20~35g을 섭취하는 것이 좋습니다.

그리고 장내 세균의 과다한 증식은 게실염의 위험 인자로 알려져 있으며, 이는 수소호기검사로 진단할 수 있습니다. 수소호기검사 양성 시 적절한 항생제 치료를 하게 됩니다.

30. 변비

110) 변비 환자들이 어느 정도 있나요?

현재 우리나라 인구의 약 15%에서 변비 증상을 경험하고 있다고 알려져 있으며, 여성 비율이 남성보다 4배 정도 높은 것으로 보고되고 있습니다.

대부분 변비 증상을 느끼는 분들은 약국에서 하제를 구입해 복용하거나 민간요법으로 자가 치료를 시행하고 있습니다.

그러다 증상이 매우 심하거나 대장암 등 큰 병의 전조 증상이 아닐까 하는 걱정에 병원에 찾으시기 때문에, 변비 증상을 호소하는 분들의 약 10%만이 전문적인 치료를 받는 것으로 파악되고 있습니다.

111) 병원을 찾아 치료를 받아야 할 변비 증상은 어떠한 것이 있는지요?

음식이나 생활습관 조절로도 배변 횟수가 주 2회 이하인 변비 증상이 한 달 이상 지속되고, 이로 인해 배변과 생활에 큰 불편을 겪을 경우 병원을 찾아 진단받을 것을 권장합니다.

또한 배변시 과도한 힘을 오랫동안 주게 되어 항문 출혈이 되거나 탈홍이 생겼을 경우, 변을 보더라도 시원치 않은 잔변감이 남는 경우에는 골반 근육 기능 이상이 원인일 수도 있으므로 전문가 상담을 받아야 합니다.

112) 변비의 원인은 어떤 것들이 있는지요?

변비는 크게 기질적인 원인과 기능적인 원인으로 나뉩니다.

특히 변비 증상과 함께 혈변, 체중감소, 발열 등의 경고 증상이 있으면, 대장암 등의 기질적인 원인을 감별하여야 합니다. 즉, 변비가 지속된다고 대장암이 발생하지는 않지만, 일부 대장암 환자에서 변비 증상이 동반될 수 있습니다.

기질적인 원인으로는 대장, 직장암과 당뇨병, 갑상선기능저하증, 우울증, 파킨슨병 등의 전신 질환이 있으며 또한 진통제와 제산제, 칼슘차단제 등의 약물 부작용에 의한 이차 증상인지를 감별하는 것이 중요합니다.

특별한 원인 질환이 없는 경우를 '기능성 혹은 특발성 변비'라고 하며, 다이어트를 하는 젊은 여성과 노인처럼 섬유질 섭취가 적거나 적은 음식 섭취량으로 인해 대변 형성량 자체가 적어 변비가 생기는 경우도 있습니다.

113) 변비가 심하면 피부가 나빠지고 여드름이 생기나요?

스트레스 혹은 수면 부족으로 인해 부신피질 호르몬 분비가 증가하면, 어떤 사람은 여드름이 생기고 어떤 사람은 위장장애가 오고 변비가 생길 수 있습니다. 즉, 변비가 심해서 장내 독소가 체내 흡수되어 여드름이 생긴다는 것은 의학적 근거가 없고, 변비와 여드름은 인과 관계가 없습니다.

114) 변비 환자들은 어떤 검사를 받게 되나요?

우선 대장내시경검사를 해서 **대장, 직장암 등의 기질적인 장 질환**이 있는지를 확인하고, 기능검사로는 대장통과시간측정, 배변조영술, 직장 · 항문 내압검사 등을 합니다.

115) 변비의 치료는 어떠한 것들이 있는지요?

변비는 크게 두 가지 유형으로 나누어지고 유형에 따라 치료 방법이 달라지게 됩니다.

첫째, 골반근육 기능이 서로 간 협조가 잘 안되어 생기는 변비가 있는데, 이럴 때는 바이오피드백 요법을 하게 됩니다.

바이오피드백 요법은 배변 재훈련 요법이라고 하는데, 평소에 배변시 근육을 잘못 사용하고 있다는 것을 인지하고 이를 교정하게 되는 방법입니다. 복식호흡을 하면서 배변을 하면, 배변을 용이하게 할 수 있습니다.

둘째, 대장 무력형으로 이 경우는 약물 처방을 받게 되는데, 반드시 의사의 처방 하에 복용토록 합니다. 약을 오 · 남용하게 되면 약물에 따른 부작용이 발생할 수 있으므로 각별한 주의가 필요합니다.

약물에 난치성인 경우, 대장 절제술까지 고려할 수 있습니다.

116) 식생활 습관은 어떻게 개선하면 되는지요?

변비의 치료와 예방에 가장 중요한 것은 적절한 운동과 식이요법입니다.

변비로 속이 불편하다고 식사량을 더 줄이고 식사를 거르는 것은 증상을 더 악화시키므로 피하고, 아침을 거르지 않는 규칙적인 식사와 충분한 식이섬유 섭취가 우선적으로 권장됩니다.

식이섬유는 과일과 해조류, 현미나 보리 등의 곡류와 땅콩, 아몬드 등의 견과류, 그리고 고구마나 감자, 각종 채소 반찬 등에 풍부합니다.

변의를 느끼게 하는 자신만의 배변촉진을 위해 찬 우유나 물을 적당히 섭취하는 것도 도움이 될 수 있습니다. 물을 많이 마신다고 변이 묽어지지 않고 소변만 많이 나오게 되니까 물을 과다하게 마실 필요는 없습니다.

배변은 아침 식사 뒤 30분 이내, 변 보는 시간은 10분 이내가 좋습니다.

변비 증상은 대부분 잘못된 식생활습관에서 기인할 수 있지만, 대장암 등 기질적인 원인이 있는 병의 증상일 수도 있으므로 앞서 말씀드린 바와 같이 임의로 약을 장복하지 말고 반드시 전문의를 찾아 상담받을 것을 당부합니다.

31. 노인 변비

117) 노인 변비의 가장 큰 원인은 무엇인가요?

노화가 진행될수록 대장의 운동 기능이 떨어지고, 변비의 발생에 관여하는 요소들(활동 감소, 부적절한 식이, 부족한 섬유질 섭취, 수분 섭취의 감소, 우울증, 치매, 여러 약물 복용, 흔한 신경근육 질환, 직장 감각 저하, 직장 배출기능 이상 등)이 젊은층보다 흔하여 노인 변비의 원인이 될 수 있습니다.

118) 노인 변비만의 특징이 있다면, 무엇인가요?

노인들은 배변 횟수의 감소보다는 배변 시 힘을 많이 주어야 하는 경우를 변비라고 생각하는 경향이 강하며, 젊은층보다 골반출구 배출장애에 해당하는 증상의 빈도가 높습니다.

변비 환자를 대할 때 규명 가능한 원인이나 전신 질환들이 있는지 감별해야 하는데 이 경우를 이차성 변비라 하고, 대장암, 협착, 직장류, 항문열창 등의 기질적 대장항문 질환에 의한 변비를 기질성 변비라고 합니다. 노인변비 환자에서는 이차성 변비 및 기질적 변비를 배제하기 위해서는 주의 깊은 진료가 필요합니다. 특히 노인들의 경우 여러 질환으로 다양한 약물들을 투약하고 있을 가능성이 높고, 이 가운데 변비를 유발하는 여러 약제들이 있으므로 이러한 점들을 충분히 염두에 두어야 합니다.

119) 운동이 효과 있나요?

모든 변비 환자에서는 아니지만 일부 변비 환자에서 운동은 효과적입니다. 특히 유산소운동은 노인 변비 환자에서 증상을 완화 시킬 수 있다고 알려져 있습니다. 그 외 운동은 여러 가지 질병 및 성인병 예방에도 도움이 되므로 권장됩니다.

120) 만약 마사지 방법이 있다면 그 방법이 어떤 이유로 노인변비 환자에게 도움이 되는지요?

복부마사지가 변비에 효과를 보이는 이유는 부교감신경을 자극함으로써 장의 연동운동을 촉진시키고, 주당 배변횟수를 증가시킬 수 있습니다. 또한, 복부마사지가 복부에 기계적 자극을 줌으로써 변 배출을 촉진하여, 직장 출구 지연을 단축함으로써 배변시 힘든 정도나 배변소요 시간을 줄일 수 있습니다.

32. 과민성 장 증후군

121) 과민성 장 증후군이 어떤 병인가요?

과민성 장 증후군은 장운동이 비정상적이거나 감각 기능이 너무 민감하여 발생하는데, '복통, 설사, 변비' 세 증상이 대표적입니다. 개인별로 이 증상들이 각각 또는 복합되어 나타나 일상생활에 큰 지장을 주게 됩니다.

과민성 장 증후군의 가장 큰 특징은 신체 장기의 변형 또는 손상이 있는 여타 질환과 달리 장운동기능 자체에 문제가 있는 "기능성 질환"이라는 점입니다. 이런 이유로 대다수 환자분들이 여러 병원을 전전하며 많은 검사를 받지만 특별한 질병이 없다는 의사의 진단에 답답함을 느끼고 또다시 다른 병원을 찾는 경우가 흔합니다. 그 발병 원인에 대해서는 아직 정확히 밝혀지지 않았지만 스트레스, 급성 장염후 지속적인 점막 염증, 장내 미생물 무리의 변화와 이로 인한 가스 발생 등이 발병요인으로 보고되고 있습니다.

대학입시를 앞둔 고등학생에서부터 40대에 이르는 청장년층에서 높은 빈도로 발병하고 있습니다. 특히 어려서부터 자주 배앓이를 한 분들이 성인이 되어 과민성 장 증후군으로 고생하는 경우가 잦은 것으로 파악되고 있습니다. 서구의 경우, 진단 기준에 따라서 백 명 중 열다섯 명에서 스무 명 꼴의 높은 발병률을 보이고 있으며, 우리나라도 백 명 중 다섯 명에서 열 명 정도 과민성 장 증후군으로 진단받는다고 조사되었으나 실제는 이보다 더 높을 것으로 추정됩니다.

과민성 장 증후군이 있으면 대장암으로 발전하는 것은 아닌지 염려하는 이들이 있는데, 과민성 장 증후군은 암 발생과는 무관합니다.

122) 어떤 증상들이 있나요?

'복통, 설사, 변비' 등 세 가지 증상이 3개월 이상 반복되는 가운데, 배변을 한 후 복통의 완화, 배변의 빈도 및 변의 형태 변화 중 한 가지 이상이 있는 환자에서 대장내시경 검사가 정상이며, 이차성 전신 질환이 없을 때 진단합니다.

주로 호소하는 증상에 따라서 설사나 제어하기 힘든 급격한 배변 절박감 등이 주로 나타나는 설사형과, 드물고 힘든 배변 활동이나 배변 실패, 적은 배변 등이 주로 나타나는 변비형으로 나뉘기도 합니다. 특히, 체중감소와 혈변, 빈혈, 발열 등의 경고 증상이 동반된 경우는 대장암 등의 기질적인 소화기질환을 의심하여 반드시 대장내시경 등 필요한 검사를 받아야 합니다. 또한 우유나 치즈와 같은 유제품에 많은 유당의 흡수장애나 음식물 알레르기도 과민성 장증후군과 증상이 유사하므로, 전문의와의 상담을 통해 세심한 진단이 꼭 필요합니다.

123) 방귀가 왜 생기며, 어떤 경우에 많이 나오나요?

큰창자로 탄수화물이나 단백질이 내려가면, 장내 세균들에 의해서 수소, 이산화탄소 그리고 메탄가스 등이 만들어집니다. 이들 가스가 항문을 통해서 몸 밖으로 배출되는 것이 방귀가 되는 것입니다.

장내 세균이 불균형을 이루거나, 변비처럼 장 기능이 저하되면, 장내 세균과 탄수화물 간의 접촉 시간이 길어지므로 가스가 많이 생기게 됩니다.

124) 방귀를 줄이거나, 냄새를 없애는 방법은?

탄산음료와 껌, 콩, 양배추, 브로콜리, 오이, 양파 등은 방귀를 많이 나오게 하는 음식입니다. 우리가 주식으로 먹는 쌀은 대장에서 완전히 소화되기 때문에, 밀가루 음식보다는 쌀밥을 먹는 것도 방귀를 적게 뀌는 비결입니다.

방귀는 질소, 수소, 메탄, 산소, 유황 등 기체로 만들어지는데, 이 중 유황이라는 성분이 바로 방귀 냄새의 원인입니다.

실제 방귀의 냄새는 어떤 음식을 먹었느냐에 따라 결정되는데, 보리밥, 고구마, 육류 등을 먹으면 냄새가 심하고 현미, 채소, 감자 등은 냄새가 잘 나지 않습니다.

125) 과민성 장증후군의 치료는 어떻게 하나요?

과민성 장증후군은 장운동과 감각 이상 같은 기능적인 문제와 사회경제적인 환경변화 등의 외부 요인에 의해 복합적으로 생긴 만성질환으로, 한두 번의 약물 복용으로 완치될 수 없습니다. 그러므로 지금까지 치료는 환자의 '증상완화와 삶의 질' 개선을 위해 증상에 대한 대증 요법에 우선적으로 집중해 왔습니다.

최근에는 과민성 장 증후군의 원인 중 장염 후 발생하는 과민성 장 증후군에 대해서는 점막 염증 치료를 하고, 장내 미생물 무리 변화를 동반한 경우 프로바이오틱스 혹은 항생제 치료를 하는 등 맞춤 처방을 하기도 합니다. 또한 복통이나 변비, 설사 등의 증상을 완화하는 약물요법과 함께 스트레스를 줄이는 생활요법이 필요합니다. 또 장을 자극하는 육류와 같은 고지방 음식 및 우유와 치즈 등의 유제품, 커피와 탄산음료, 술, 담배 등을 피하고 규칙적인 식사를 하는 식이요법이 병행되어야 합니다. 설사형 과민성 장 증후군의 경우 식사 후 바로 변의가 오고 묽은 변을 본다고 하면, 유제품, 카페인, 술, 고추 등을 삼가해야 합니다.

근래의 여러 연구에 따르면, 소장에서 흡수가 거의 되지 않는 난소화성 탄수화물 식품(FODMAP)의 섭취를 제한하는 식이가 과민성 장 증후군의 증상 완화에 도움이 된다고 알려져 있습니다.

결론적으로, 과민성 장증후군은 당장 생명을 위협하는 질환은 아닙니다. 그러나 적절한 시기에 치료를 받지 못하면 일상생활을 영위하는데 큰 지장을 주어 '삶의 질'을 저하시킬 수 있습니다. 갈수록 복잡하고 스트레스가 많아지는 현대 사회에서 과민성 장 증후군은 지속적으로 증가할 것으로 예상되며, 과민성 장증후군 증상이 있으면 정확한 진단과 함께 치료를 받는 것이 꼭 필요하다고 하겠습니다.

126) FODMAP이란?

Fermentable(발효되기 쉬운; 양배추, 마늘, 양파, 식빵, 단감), Oligosaccharides(올리고당류; 콩), Disaccharides (이당류, 유당; 우유), Monosaccharides(단당류, 과당; 꿀, 사과), And Polyols(당알콜류, 자두, 복숭아, 인공감미료)로서, 소장에서 흡수되지 않고 가스와 복부 불편감을 유발하므로 과민성 장증후군 환자는 저 FODMAP 식이를 권장합니다.

33. 만성 가성 장폐쇄증

31세 여자가 내원 6개월 전부터 악화된 식후 복부 팽만과 간헐적인 구토로 내원하였습니다. 5년 전부터 이러한 증상이 반복되어 여러 병원을 방문하였고, 그때마다 일시적인 장폐쇄 또는 과민성 장증후군으로 진단받고 치료하였으나 증상이 지속되었습니다. 이후 본원에 내원하여 단순 복부 촬영, 복부 전산화 단층 촬영, 소장 조영술을 시행했고, 만성 가성 장폐쇄증으로 진단 받았습니다.

127) 가성 장폐쇄란 무엇인가요?

장내에 폐쇄성 병변 없이 장폐쇄 증상이 반복적이거나 지속적으로 나타나며 방사선 촬영상 장폐쇄 소견이 보이는 임상 증후군입니다.

128) 원인이 무엇인지요?

특발성과 이차성으로 나뉘며 특발성은 뚜렷한 원인 질환이 없는 경우로 아주 드물며, 대부분은 가성 장폐쇄를 유발하는 원인 질환이 존재하는 이차성입니다. 이차성의 원인으로는 피부근병, 경피증, 전신성 홍반성 낭창, 유전분증, 근이영양증, 부종양성 증후군, 샤가스병, 갑상선 또는 부갑상선 기능 저하증, 당뇨병 등의 내분비 질환, 파킨슨병, 약물에 의한 경우 등이 있습니다.

129) 증상은 어떠한 것이 있는지요?

복통이나 복부팽만이 가장 흔한 증상이며 그 외 구토, 변비, 설사, 삼킴곤란, 흉통, 역류, 배뇨곤란 등 위장관의 침범 부위에 따라 다양한 증상으로 나타날 수 있습니다.

130) 진단은 어떻게 하나요?

복부 팽만과 구토 등의 증상이 있으면서 방사선 검사에서 장폐쇄 소견이 있을 때 진단할 수 있습니다. 원인을 밝히기 위해 증상 및 가족력을 자세히 조사하고 혈액검사, 갑상선 검사, 자가 면역 검사, 위장관 촬영이나 내시경 검사 등을 시행합니다. 또한 장기능검사와 장관 조직검사가 도움이 될 수 있습니다.

131) 치료는 어떻게 하는지요?

증상을 호전시키고 영양과 수액, 전해질을 유지하는데 중점을 둡니다. 장관운동 촉진제, 네오스티그민, 항생제를 사용해 볼 수 있습니다. 이러한 치료로 효과가 없다면 장 절제 수술을 고려합니다.

34. 장염

배가 살살 아프다가 배 속에서 뭔가 부글부글 끓는 것 같은 느낌. 부글부글 끓던 것이 몸 밖으로 빠져나간 뒤에도 설사가 그치지 않아 30분에 한 번 꼴로 화장실에 갔던 기억. 병원에서 장염이라는 진단을 받기까지 환자들이 겪는 일입니다. 설사가 멈추지 않아 병원에 가면 대부분 장염이라는 진단을 받습니다.

132) 장염은 어떤 병인가요?

장염은 대장 또는 소장에 발생한 염증을 말합니다. 장염은 주로 세균이나 각종 바이러스 같은 미생물에 의해 발생하는 감염성 장염 이외에도 궤양성 대장염이나 크론병처럼 원인을 잘 모르는 만성 특발성 장염, 방사선치료 이후 발생하는 방사선 장염, 허혈성 장염 등이 있습니다.

133) 장염의 원인과 증상을 알려주세요.

장염 중 가장 많이 발생하는 것은 감염성 장염입니다. 기온이 높아지면 미생물이 살기 좋은 환경이 되므로 봄여름에 장염이 발병할 가능성이 큽니다. 이런 장염은 보통 음식을 통해서 감염되는데, 습한 장마철에도 세균이 서식하기 쉬워 장염이 쉽게 발생합니다. 장염을 일으키는 흔한 원인 미생물은 살모넬라, 시겔라, 로타바이러스 등이고, 황색포도상구균도 식중독을 일으키는 세균입니다.

복통과 설사는 장염의 대표적 증상입니다. 원인 미생물의 종류에 따라 오염된 음식이나 식수를 먹고 나서 증상이 나타나는 시간은 다를 수 있습니다. 빠른 경우에는 2~3시간 후에 증상이 나타나고 늦으면 음식물 섭취 후 1주일 후에 나타나기도 합니다.

심한 장염의 경우에는 구토나 구역질이 동반되기도 하고 발열이나 오한이 나타날 수도 있으며, 더 심하면 혈변이 나오기도 합니다.

특히 고열이 동반되거나 대변에 고름이나 피가 섞여 나오는 경우는 매우 심한 장염을 의미하는 증상이며, 항생제 등 치료가 필요하기 때문에 곧바로 병원에 가야 합니다.

134) 만약 장염에 걸렸다면 어떻게 해야 빨리 나을 수 있을까요?

가벼운 장염은 별다른 조치를 하지 않아도 1, 2주가 지나면 저절로 낫습니다. 하지만 여러 증상이 일상생활을 방해하기 때문에 약을 먹거나 병원을 찾는 사람이 많습니다.

특히 설사가 계속되면 급한 마음에 지사제를 복용하는 경우가 적지 않은데 이는 바람직하지 않으며, 혈변이나 발열을 동반한 심한 장염의 경우 지사제를 사용하면 심각한 합병증이 생길 수 있습니다. 다소 불편하더라도 설사는 나오게 두고 이로 인해 부족해진 수분이나 영양소를 공급하는 게 도움이 됩니다.

장염에 걸린 상태에서 음식을 먹으면 설사가 더 심해질 거란 걱정 때문에 아무것도 먹지 않는 사람이 많은데, 실제 임상에서도 장염이 심한 경우에는 1, 2일 금식을 하는 것이 치료에 도움이 됩니다.

하지만 물은 충분히 마셔야 하는데, 장염으로 탈수증상이 생길 수 있기 때문입니다. 충분한 수액의 공급은 장염 치료의 핵심이라고 할 수 있는데, 이온음료는 흡수가 잘되므로 탈수를 막는데 효과가 좋습니다. 자극적인 음식물을 삼가면서 따뜻한 물이나 죽, 미음 등 부드러운 음식으로 탈수를 예방하며 영양분을 공급

해야 장염을 빨리 이겨낼 수 있습니다.

만성적으로 장염이 있는 환자들은 증상에 따라 식사 조절이 필요한데, 장의 휴식을 위해 소화되기 쉽고 섬유소가 적은 식품을 섭취하는 것이 도움이 됩니다. 질긴 고기보다는 부드러운 살코기와 생선 위주로 하고, 채소는 섬유질이 적은 호박이나 가지 등이 좋습니다. 무엇보다 본인이 섭취했을 때 증상이 생기는 음식을 제한하는 것이 좋습니다.

135) 장염을 예방하기 위해 어떤 노력을 해야 할까요?

장염은 오염된 물과 음식을 통해 발생하고 특히 겨울철에는 바이러스가 주원인으로, 초기 증상이 감기 증세와 비슷해 잦은 설사 등이 이어지면 장염을 의심해야 합니다.

성인의 경우 바이러스 장염보다 날것을 먹거나 덜 익은 음식을 먹어 세균성 장염이 발생하는 경우가 많으므로, 오염된 음식물 등에도 각별한 주의가 필요합니다.

장염의 예방을 위해서 철저히 지켜야 할 것은 청결한 음식물 보관과 손 씻기입니다. 또한 4~60도 온도는 식중독을 일으키는 균의 성장 가능성이 높은 온도 구간이므로, 뜨거운 음식은 60도 이상으로 보관하고 찬 음식은 4도 이하로 냉장 보관하는 것이 좋습니다.

136) 유난히 장염에 잘 걸려서 병원에 자주 가는 사람은 '나는 장이 약해서, 또는 장이 안 좋아서'라고 생각하고 별 조치를 하지 않는 경우가 많습니다. 이렇게 장염에 자주 걸려도 괜찮은가요?

세균성 혹은 바이러스성 장염의 경우 증상이 있다가 호전된 후 특별한 합병증이 생기지 않는 한 자주 앓는다고 해서 더 나쁘다고 단정할 수는 없습니다. 간혹 세균성 장염을 앓은 이후 과민성 장 증후군 발생이 연관되어 나타날 수 있다는 보고들은 있습니다.

하지만 만약 장염 증상이 6개월 이상 지속되거나 수주가 지나도록 혈변, 복통이 호전되지 않으면, 세균성 혹은 바이러스성 장염 이외에 궤양성 대장염이나 크론병처럼 원인을 잘 모르는 만성 특발성 장염의 가능성이 있기 때문에, 반드시 병원을 방문하여 추가적인 검사 등을 받는 것이 필요합니다.

137) 해마다 여름철이면 세균성 장염 환자가 크게 늘어나는데요, 그 이유는 무엇인가요?

여름철에 세균성 장염이 흔한 이유는 더위로 음식이 상하기 쉽고, 세균 번식이 잘 될 수 있기 때문입니다. 세균에 오염된 상한 음식을 잘못 먹게 되면, 음식 자체 또는 세균에서 발생하는 독소 등으로 인해 장염 증상이 나타나게 됩니다.

138) 세균성 장염을 의심해 볼 만한 증상, 복통이나 구토 등이 나타나면 어떻게 대처하는 것이 효과적일까요?

장염 초기 증상인 복통이나 설사, 구토 등이 나타나면, 가능하면 음식 섭취를 제한하여 위와 장을 쉬게 해주는 것이 좋습니다. 이때 이온음료나 물 등으로 수분 섭취는 충분히 하여야 하는데, 수분 섭취만으로도 설사나 복통 등의 증상이 심해진다면, 병원에 내원하여 정맥주사로 수액을 공급받고 적절한 치료를 받아야 합니다.

139) 차가운 음식을 과도하게 먹는 것도 배탈의 원인이 될 수 있나요?

여름철에 찬 음식을 먹고 배탈이 잘 나는 이유는 의학적으로 명확하지는 않지만, 찬 음식으로 인해 장운동의 변화가 생겨서 배탈이 날 수 있고, 소화효소의 작용이 감소하는 것이 원인이 될 수 있을 것입니다. 일반적인 소화효소의 작용은 35~40℃에서 가장 원활하게 이루어지기 때문에, 찬 음식을 과도하게 먹을 경우에 소화가 원활하지 않게 되고, 이는 배탈의 원인이 될 수 있는 것입니다.

140) 장염은 특별한 치료를 하지 않고 자연적으로 낫게 두어도 괜찮은가요?

몸 안에 세균 침입 시 면역 기능 차이에 따라 장염 발병 여부가 결정되는데, 건강한 사람은 위산의 살균 작용 및 면역체계의 기능에 의해 장염 증상이 발병하지 않거나 약하게 앓고 지나가게 됩니다. 그러나 동반된 다른 만성질환이 있는 경우, 면역력이 저하된 경우, 발열이 동반된 경우, 노인에서 발생한 설사, 혈성 설사가 동반된 경우 등은 적절한 치료를 받아야 하며, 설사, 구토 등이 지속되면 탈수나 쇼크 등으로 이어질 수 있기에 입원 치료가 필요합니다.

141) 식중독에 의한 세균으로 장염이 많이 발생하는데, 여름철 효과적인 위생 관리 방법에 대해서도 알려주세요.

평소 손을 자주 씻으시고, 위생상태가 확인되지 않은 음식은 섭취하지 않는 것이 좋겠습니다. 또한, 여름에는 날음식 섭취를 되도록 삼가야 하겠고, 조리된 음식이라도 오래 보관하지 않고 바로 드시는 것이 좋겠습니다. 특히, 어패류 등 해산물 같은 경우는 보관 및 손질에 각별히 주의해야 합니다.

142) 세균성 장염 외에도 여름철에 조심해야 할 소화기 질환으로는 또 어떤 것들이 있나요?

세균성 장염 외에도 노로바이러스 장염 및 A형 간염 등도 여름철에 조심해야 할 소화기 질환으로 볼 수 있습니다.

143) 여름철 위와 장 건강을 지키기 위해서는 어떤 음식을 섭취하는 것이 도움이 될까요?

음식의 종류가 중요하다기보다는 위생적으로 조리된, 오래되지 않은 음식을 드시는 것이 좋습니다. 또한 여름철에는 날음식은 되도록 피하고, 물도 끓여 마시는 것이 좋습니다.

35. 허혈성 대장염

144) 허혈성 대장염이란?

허혈성 대장염이란 여러 가지 원인에 의해 대장에 산소와 영양을 공급하는 말초동맥이 막히거나 혈액 공급이 감소하여 장에 염증과 괴사가 일어나는 질환입니다. 주로 노인에게서 많이 발생하며 특별한 원인이 발견되지 않는 경우도 많습니다. 대부분의 허혈성 대장염 환자들은 고령자, 고혈압, 당뇨병, 심장병 등의 성인병이나 복부 수술을 받은 과거력이 있거나, 혈관염, 경구피임약의 복용과 같은 위험인자를 가지고 있는 경우가 많습니다.

145) 임상적인 경과는 어떤가요?

처음에는 부종을 동반한 대장 점막의 손상이 오게 되고, 이후 출혈이 발생하며 결국 조직의 괴사가 일어나게 됩니다. 초기 허혈성 대장염의 장은 과운동 상태로 심한 복통을 일으킬 수 있습니다. 대부분의 경우는 동맥경화나 심장질환을 가진 나이 든 사람에게서 발생하므로, 과거의 병력과 투약력에 대해 충분히 확인하여야 합니다. 당뇨나 혈관염 같은 원인 질환, 비스테로이드성 소염제나 피임약, 강심제, 이뇨제와 같은 약제에 의해 발생하거나, 대장암, 수술 또는 여러 가지 이유로 인한 쇼크 상태로도 발생할 수 있습니다.

복통이 가장 흔한 증상이며 허혈의 상태에 따라 다양하게 나타나지만, 일반적으로 허혈이 생긴 장 부위에 갑작스러운 복통이 생기게 됩니다. 배의 왼쪽에 있는 좌측 결장에서 많이 발생하기 때문에 왼쪽 배가 아픈 경우가 많습니다. 종종 통증이 매우 가벼운 경우도 있고, 전혀 복통을 느끼지 못하는 경우도 있습니다. 또한 압통과 반발통이 있는지를 확인하는 것으로 허혈성 대장염의 심각성 정도를 예측해 볼 수 있습니다. 혈변을 보는 경우가 흔하며 혈변의 색깔은 검은색부터 붉은색까지 다양하게 나타날 수 있습니다.

146) 진단은 어떻게 하나요?

허혈성 대장염을 진단하기 위해서는 먼저 혈액검사를 시행하게 되며, 백혈구 증가나 탈수 혹은 여러 가지 생화학적 지표의 증가와 같은 결과로 확인할 수 있습니다. 그러나 혈액검사로 확진하기에는 충분하지 않으며, 복부 X선 촬영, 도플러 초음파, 복부 컴퓨터 단층촬영, 대장내시경을 통해 확진하게 되며, 대장 내시경검사는 직접 대장 점막을 관찰할 수 있고 대장의 조직을 얻을 수 있다는 장점 때문에 가장 많이 이용되고 있습니다.

147) 치료는 어떻게 하나요?

대부분의 환자들은 예후가 나쁘지 않은데, 금식과 수액치료 등 증상에 따른 보존적 치료를 하면서 원인 질환에 대한 치료를 병행하게 됩니다.

대장의 천공이나 괴사가 없는 경우는 혈관의 혈류 저하를 일으킨 원인에 대한 치료와 함께 금식, 수액 보충, 진통진정제, 항생제 투여 등의 보존요법을 시행하면 대개 1주일 이내에 증상이 없어집니다. 그러나 전신적인 패혈증이나 장 괴사, 장 천공으로 인한 복막염의 징후가 나타나는 경우에는 응급수술이 필요하기도 합니다.

보존적 치료로 호전된 경우에는 필요하면 수주 후 대장내시경을 통해 추적 관찰을 하게 됩니다.

36. 항생제 연관 설사증

148) 항생제 연관 설사증이란?

병원에서 항생제를 처방받아 복용 후 설사를 한 경험이 있으신가요? 이를 항생제 연관 설사증이라고 부르는데, 최근 항생제 사용이 늘어남에 따라 항생제 연관 설사의 빈도가 증가하고 있습니다. 항생제를 복용한다고 모두 발생하는 것은 아니고 통계적으로 5~25%에서 항생제 연관 설사를 보인다고 합니다.

항생제 연관 설사는 특정한 원인 없이 항생제 투여 후 설사가 발생하는 것으로 정의하고 있습니다. 항생제 복용 후 2~8일이 지나면 장내에 존재하는 정상 세균 무리의 파괴 때문에 발생하게 됩니다. 항생제로 인하여 정상 세균 무리가 줄어들어 탄수화물의 발효에 이상이 생기면, 장관 내 삼투압과 산도가 변화되어 설사가 유발됩니다.

증상은 경미한 설사가 대부분이고 원인 항생제를 중단하면 호전이 됩니다.

모든 환자에서 항생제 유발 설사가 발생하는 것은 아닙니다. 광범위한 항생제를 사용한 경우, 고령인 경우 면역력이 떨어져 있거나 건강상태가 저하된 경우, 입원력이 있는 경우에 항생제 유발 설사가 더 발생할 수 있습니다.

항생제 연관 설사의 진단에는 최근 6~8주 이내 항생제를 사용한 과거력이 있는지가 가장 중요합니다. 항생제 연관 설사는 치료보다 설사의 원인을 정확하게 인지하고 빠른 진단을 하는 것이 중요합니다.

가장 처음 시도할 치료는 설사를 유발한 약제를 중단하는 것입니다. 대부분의 항생제 유발 설사는 유발 항생제를 중단하는 것으로 증상이 저절로 호전되지만, 증상이 심한 경우에는 또 다른 계열의 항생제 및 프로바이오틱스 약물치료가 필요합니다. 치료의 궁극적 목적은 장내 정상 세균 무리를 회복하는 것입니다.

37. 위막성 대장염

149) 위막성 대장염이란?

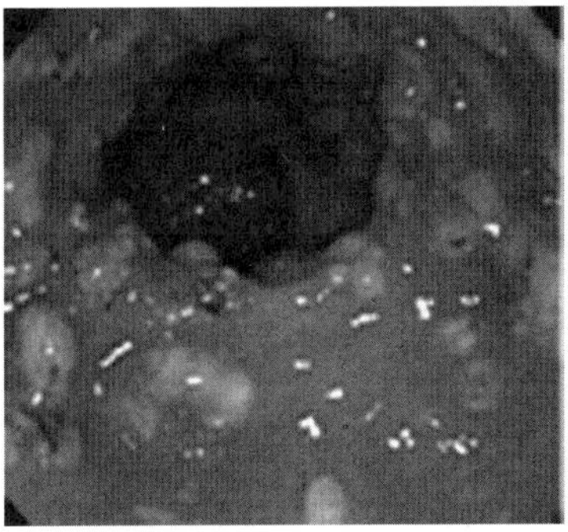

위막성 대장염 내시경 사진

감염으로 인해 항생제를 사용하게 되면 장내 세균들의 불균형을 초래하게 되는데, 독성이 강한 클로스트리디움 디피실레란 균이 집락을 형성하게 되어 항생제와 연관된 장염을 초래하게 됩니다.

항생제를 복용하는 모든 사람에서 다 생기는 것은 아니고, 고위험군으로는 장기 입원 환자 중에서 면역 기능이 저하된 경우, 위생 상태가 불량하거나, 고령자, 위장관 수술력 보유자, 산분비 억제제 장기 복용자 등에서 발생할 수 있습니다.

대부분 항생제 치료 시작 4~10일 후에 설사, 발열, 복통 증상 등이 발생합니다.

진단은 대장내시경을 통하여 장 점막에 노랗고 흰색의 결절을 관찰할 수 있으며 조직검사를 하면 약 반 정도에서 '위막(거짓막)'을 관찰할 수 있어서 '위막성 대장염'이라고 불립니다.

치료는 원인이 되었던 항생제를 중단하고, 수액공급 등 보존적인 치료를 합니다. 원인 항생제 중단만으로는 환자의 약 20% 밖에 회복이 안되므로 증상이 호전되지 않는 경우 반코마이신 혹은 메트로니다졸 등의 약제를 사용합니다. 고위험군에서는 치료 종료 후 3~10일 이내에 15% 정도에서 재발할 수 있습니다.

38. 방사선 직장염

150) 방사선 직장염이란?

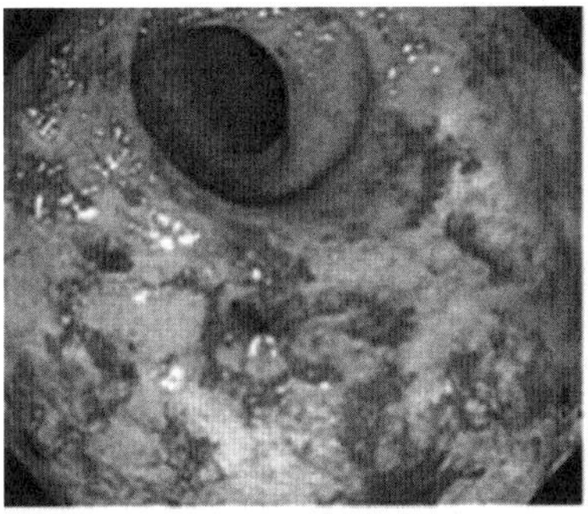
방사선 직장염 내시경 사진

방사선 직장염은 자궁경부암, 난소암, 전립선암, 방광암, 직장암 등의 골반내 장기의 방사선 치료로 유발되는 장손상으로 직장 및 에스상 결장이 호발 부위입니다. 복부골반 방사선 치료 후 방사선 직장염의 발생빈도는 2.5~25%로 다양하며, 적절한 치료가 이루어지면 회복되는 가역적인 손상이 특징입니다.

방사선으로 인한 장손상을 일으키는 예측 인자로는 방사선 조사량이 가장 중요하며, 그 외에도 장 조사 부위와 이전 복부수술 등이 예측인자로 작용합니다. 방사선 직장염은 급성 또는 만성의 형태로 올 수 있는데, 급성의 경우는 방사선 치료 도중에서부터 치료 종료 후 6주 이내에 나타나고 설사 및 대변을 본 후에도 시원한 느낌이 적은 것이 주 증상이며, 만성의 경우는 치료 종료 후 수개월에서부터 수년 사이에 나타나고 직장출혈, 통증 및 설사가 주 증상입니다.

방사선 치료의 병력이 있는 환자에서 대장내시경상 점막의 부종 및 발적, 점막의 취약성, 궤양 등을 확인하여 급성 방사선 직장염을 확인할 수 있으며, 만성 방사선 직장염의 경우는 점막하층의 부종과 섬유화로 인해 점막이 창백하거나 불투명한 부위와 모세혈관 확장 소견을 확인하여 진단할 수 있습니다.

151) 치료는 어떻게 하나요?

내과적 치료로는 설사, 복통에 대한 증상 완화 치료를 시행할 수 있습니다. 또한, 직장 출혈이 있으면, 수크랄페이트(sucralfate), 포르말린(formalin) 관장 혹은 아르곤 플라즈마 응고법 등의 다양한 내시경 치료를 시행할 수 있습니다.

방사선 직장염은 장폐쇄, 누공, 농양 혹은 출혈 등의 심각한 합병증이 발생할 수도 있으며 이러한 합병증에 대한 내과적 치료

(약물, 대장 내시경 등)가 실패한 경우에는 수술을 시행하게 됩니다.

수술을 시행할 경우에는 다양한 합병증이 발생할 가능성이 높아져서 최소한의 장 절제술을 시행하게 됩니다.

39. 궤양성 대장염

152) 궤양성 대장염이란?

궤양성 대장염은 장기간에 거쳐 반복되는 만성 염증성 장질환이며, 염증과 궤양이 대장에서만 생깁니다. 질병의 증상이 주로 청소년기나 성인 초기에 명확히 나타나지만, 어떤 환자는 초기 증상을 50~70세에 경험하기도 하며, 10세 이전에 증상이 나타나는 경우도 있습니다. 궤양성 대장염의 정확한 원인은 알려지지 않았으나, 유전성, 면역성, 감염성, 정신적 요소가 복합적으로 작용하여 생기는 것으로 추측하고 있습니다.

궤양성 대장염에서 나타나는 증상으로는

① 대변이 점차 묽어지면서 피나 점액이 섞여 나옴.

② 간헐적인 복통과 잔변감

③ 빈혈, 영양 결핍

등이 있습니다.

153) 염증성 장질환에 좋은 식이요법은?

염증성 장질환 환자 모두에게 도움이 되는 정해진 식이 지침은 없고, 환자 개개인에 따라 자신에 맞는 식이 처방이 필요합니다. 따라서 환자 자신이 스스로의 식사와 증상 사이의 관계를 잘 살펴보아야 하며 이를 기록하는 습관이 필요합니다.

염증성 장질환의 증상이 심할 때, 활동성 염증 반응이 있을 때는 자극적이거나 섬유소가 많은 음식을 먹는 것보다는 부드러운 음식을 먹는 것이 좋습니다. 부드럽게 조리된 육류, 생선, 밥 또는 죽, 감자, 소화되기 쉽게 요리한 채소 등은 섭취해도 좋은 음식입니다.

급성 염증 반응이 가라앉아 증상이 점차 개선되면 2~3일마다 한두 가지의 새로운 음식을 추가하여 반응을 살펴봅니다. 증상이 가라앉은 시기에는 음식을 충분히 섭취하여 표준 체중을 유지하도록 노력해야 합니다.

궤양성 대장염 환자는 보통 사람보다 더 많은 단백질이 필요

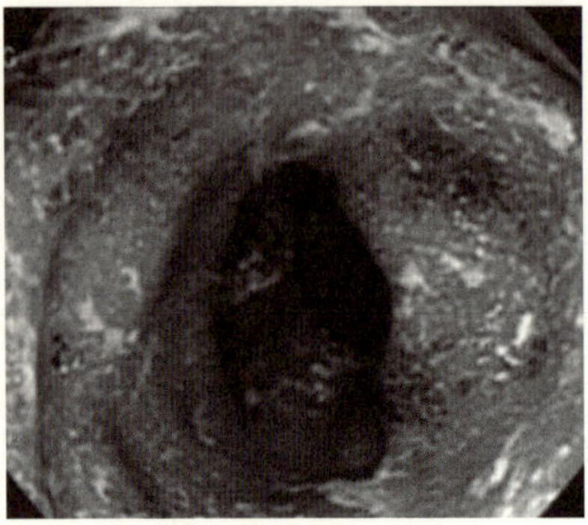

궤양성 대장염 내시경 사진

하며, 단백질은 보통의 음식을 충분히 먹으면 필요량을 충족시킬 수 있습니다. 또한 증상이 가라앉은 시기에 섬유질이 풍부한 음식을 많이 섭취하면 증상의 악화를 어느 정도 예방할 수 있고 간혹 악화된다 하더라도 그 정도가 덜 심하다고 알려져 있습니다. 등푸른생선에서 추출한 생선유가 치료 효과를 보인다는 보고가 있으므로 등푸른생선을 섭취하도록 권합니다.

40. 크론병

154) 크론병이란?

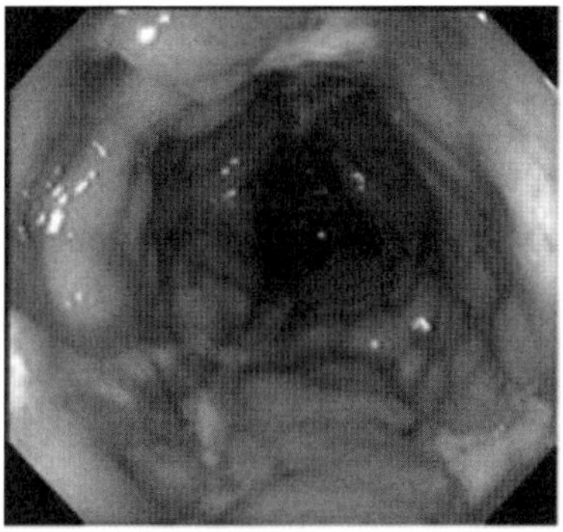

크론병 내시경 사진

크론병은 입부터 항문까지 전 소화관에 걸쳐 어디든지 발생할 수 있는 만성 염증성 장 질환입니다. 대장과 소장이 만나는 회맹부에 가장 흔하며 그 다음으로 대장, 회장말단부, 소장 등에 발생하는데, 소장과 대장을 같이 침범하는 경우가 40~60%로 가장 흔합니다. 복통, 설사, 식욕감퇴, 체중 감소, 미열, 항문주위 불편감 또는 통증이 나타날 수 있으며 관절, 피부, 눈 등 장관 외 증상도 나타날 수 있습니다.

우리나라에서는 최근 몇 년 사이에 식생활의 서구화 및 생활 환경의 변화 등으로 발생빈도가 빠르게 늘어나는 추세입니다.

155) 크론병은 유전되나요?

일부 유전 소인을 가지는 환자에서 좀 더 발생할 가능성이 높다고 알려져 있으나 가족 중 크론병 환자가 있다 하더라도 가족내 누구에게 이 질병이 나타날지 예견할 수 있는 인자는 알려져 있지 않고, 국내에서는 외국과 달리 가족내 발생 빈도가 낮으므로 본인의 병이 자식에게도 발생할까 지나치게 걱정하지 않아도 됩니다.

156) 흡연은 영향을 미치나요?

크론병과 흡연은 밀접하게 연관되어 있습니다. 크론병에서는 흡연이 질병 발생을 촉진하여 흡연자의 경우 수술을 받은 후에도 재발률이 높고, 증상도 악화됩니다. 간접흡연 역시 좋지 않은 영향을 미친다고 알려져 있습니다. 따라서 크론병 환자는 금연을 권합니다.

157) 크론병 환자인데, 임신해도 되나요?

일반적으로 크론병 환자도 건강한 사람과 비슷하게 임신할 수 있지만, 활동성 크론병 환자에서는 미숙아를 분만할 확률이 높으며 때로는 유산이나 사산을 하기도 합니다. 따라서 크론병의 활동성 염증을 가라앉힌 이후에 임신하여야 합니다.

158) 임신 중에도 치료약을 먹어야 하나요?

태아에 미치는 영향을 고려하여 임신 중에 가능한 어떤 약도 먹지 않으려는 생각은 일견 당연하다고 할 수 있습니다. 항염증제(펜타사, 살로파크, 아사콜 등)와 스테로이드(프레드니손, 프레드니솔론)는 크론병을 치료하기 위하여 가장 많이 사용되는 약으로, 임신 중에 이 두 가지 약을 복용하더라도 태아에 해롭다는 근거가 없음이 연구 결과 밝혀졌습니다. 임신 중의 주된 위험 인자는 약의 부작용이 아니고 질병의 활성도입니다. 따라서 임신했다는 이유로 치료를 위한 투약을 중단하는 것은 옳지 않습니다.

41. 궤양성 대장염에서 동반된 거대세포 바이러스 대장염

궤양성 대장염을 진단받고 잘 치료받아 증상이 호전되었던 57세 남자가 최근 복통 및 혈변 등의 증상이 다시 심해져서 내원하였습니다. 내원하여 시행한 대장 내시경하 조직검사 및 혈액검사상 궤양성 대장염에 동반된 거대세포 바이러스 대장염으로 진단되었습니다.

159) 이름도 생소한, 거대세포 바이러스 대장염이란 무엇인가요?

거대세포 바이러스는 대장 뿐만 아니라 타액, 비말, 소변, 혈액 등을 통해 분비되며, 면역 기능이 정상인 건강한 일반 사람들은 거대세포 바이러스에 노출되어 감염되어도 대부분은 잠복감염 상태를 유지하게 됩니다. 하지만 궤양성 대장염 환자와 같이

스테로이드나 면역억제제 투여 등에 의해 면역 기능이 저하된 상태에 있는 환자들에게는 대장 등에 침범하여 염증을 일으키게 되는 것입니다.

위의 환자처럼, 거대세포 바이러스 대장염은, 궤양성 대장염이 있는 환자에서 치료가 잘되던 중 갑작스런 증상 악화가 있을 때, 또는 궤양성 대장염을 진단받고 약물치료를 지속적으로 하여도 증상의 호전이 없을 때 의심해 볼 수 있는 병입니다.

진단은 대장내시경을 통한 조직검사를 하여 현미경으로 거대세포 바이러스를 확인하는 방법이 가장 정확합니다.

160) 거대세포 바이러스의 치료는 어떻게 할까요?

거대세포 바이러스는 간시클로버(ganciclovir)라는 항바이러스제에 비교적 치료 효과가 좋은 편입니다. 따라서 궤양성 대장염 환자에서 거대세포 바이러스 대장염이 진단될 경우, 대부분 입원하여 정맥주사로 항바이러스제 치료를 하면 2~3주 내에는 증상 및 대장내시경 소견이 호전되고, 항바이러스제도 중단할 수 있게 됩니다.

42. 대장 용종

161) 대장 용종이란?

용종(polyp)이란 장 점막의 일부가 주위 점막 표면보다 돌출하여 마치 혹처럼 형성된 병변을 말합니다. 용종 중 조직학적으로 선종성 용종(adenomatous polyp)이라 불리는 것은 악성종양, 즉 대장암으로 진행할 수 있는 용종입니다. 일반적으로 선종성 용종은 5~10년 이상 경과 후 악성화 될 수 있는 것으로 알려져 있으며, 크기가 클수록(표면 직경 1.0㎝ 이상), 고등급 이형성증을 보일수록, 그리고 융모(villous) 같은 특징을 보일수록 발암성이 높은 것으로 알려져 있습니다.

선종성 용종은 조직학적 진단이고, 내시경상으로는 암으로 진행하지 않는 과형성용종, 과오종 등과 확실하게 감별할 수 없는 경우가 많기 때문에, 조직학적 진단 및 암 예방을 위한 치료 목적으로 내시경 검사 중 발견된 모든 용종은 제거하는 것이 바람직합니다.

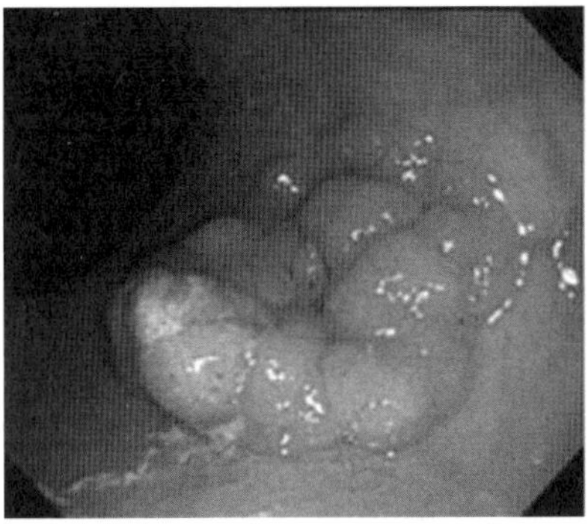

대장 용종의 내시경 사진

대장 용종은 대장내시경검사를 하는 동안 올가미를 이용한 내시경적 용종 절제술을 이용해 간편하고 쉽게 통증 없이 제거할 수 있습니다. 용종 절제술 후 제거 부위의 상처가 완전히 치유되는 데는 일반적으로 1~2주 정도가 소요됩니다. 따라서 용종 절제술 직후와 상처가 치유되는 기간 동안의 식사관리나 주의사항 등을 잘 숙지하는 것은 용종 절제술 후 발생할 수 있는 출혈, 천공, 복통 및 복부 불편감 등을 예방하는 데 중요합니다. 또한 용종을 제거한 환자는 추후 용종이 재발할 가능성이 높기 때문에, 장기적인 측면에서 용종을 예방하기 위한 식이요법 또한 필요합니다.

162) 용종절제술 받은 후 주의 사항은 무엇인가요?

용종 절제술 후 식사의 시작은 일반적으로 당일에 가능한데, 대체로 5시간 정도 금식 후 복부 팽만감, 복통 및 혈변 등이 없는 경우 부드럽고 자극적이지 않은 유동식부터 시작하는 것이 좋으며, 일반식은 다음날부터 시작합니다. 2~3일 정도는 맵고 짠 음식, 마늘이나 양파가 많이 들어있는 자극적인 음식, 튀긴 음식, 고지방 음식, 술, 카페인이 많이 들어있는 커피나 차, 탄산음료 등은 피해야 합니다.

출혈 경향을 증가시킬 수 있는 아스피린이나 비스테로이드성 소염제 등은 용종절제술 후 3일에서 5일간은 복용하지 말아야 합니다. 또한 헤파린이나 와파린(쿠마딘) 등의 항응고제를 복용해야 하는 경우에는 반드시 사전에 담당 의사와 상담이 필요합니다.

시술 후에는 안정을 취해야 하며, 일상적인 활동은 다음 날부터 가능합니다. 하지만 무거운 물건 들기, 과격한 운동 등은 5일에서 7일간은 피해야 합니다. 또한 이 기간 동안에는 장기간 여행도 삼가하도록 합니다.

163) 대장 용종 예방을 위해선 식이 요법을 어떻게 하면 되나요?

대장 용종발생을 예방하기 위한 식이요법으로는 우선 섬유소가 많이 포함되어 있는 신선한 과일이나 야채를 섭취하도록 합니다. 고섬유소 식사가 용종이나 대장암의 발생을 낮추는 것은 대변량을 증가시키고 장 통과 시간을 감소시켜 장내 암 유발인자들을 희석하고 체외로의 배출을 촉진하며, 장내 산성도를 감소시키는 등 여러 가지 기전이 작용하기 때문입니다.

식사내 지방질의 함량과 종류도 중요합니다. 총지방, 포화지방, 콜레스테롤의 섭취량 자체가 대장암의 발생 또는 사망률과 밀접한 관계가 있다고 알려져 있습니다. 특히 포화지방을 다량 함유한 동물성 지방의 섭취가 대장암과 용종의 발생과 연관이 많다고 알려져 있으며, 비만도 영향이 있다는 보고가 있습니다. 또한 생선에 풍부한 오메가-3 등의 지방은 대장암과 선종의 발생률을 낮춘다는 보고가 있으며, 육류, 특히 붉은 육류(red meat)와 가공된 육류의 섭취는 대장암과 선종의 발생빈도를 높인다고 합니다.

종합하면 비만을 피하고, 총지방은 열량의 30% 이하, 포화지방은 10% 이하를 섭취하되, 동물성보다는 식물성이나 생선에서 지방을 섭취하도록 하고, 붉은 육류보다는 닭고기나 생선을 일반적으로 권장합니다.

칼슘 및 비타민 D는 담즙산, 지방산과 결합하여 대장 상피세포에 담즙산이나 지방산이 나쁘게 작용하는 것을 막는다고 알려져 있어, 칼슘과 비타민 D의 충분한 섭취는 대장암과 용종예방에 도움이 됩니다.

과일과 채소에 풍부하게 함유되어 있는 엽산(folate)도 대장암과 용종의 발생빈도를 낮추는 것으로 알려져 있습니다. 역학적 연구들에서 엽산 섭취량이 많을 경우 대장암의 발생빈도가 낮아지고, 음주 등의 이유로 엽산의 섭취가 적을 경우 대장 선종과 암의 위험률이 높아졌다는 결과도 있습니다. 과도한 음주와 흡연은 대장암의 발생빈도를 높이는 것으로 되어 있으므로, 과도한 음주를 피하고 금연하도록 합니다.

43. 대장암

164) 대장암은 어떤 병인가요?

대장암은 대장에 생긴 암세포로 이루어진 악성종양을 말합니다. 대장은 크게 결장과 직장으로 구분됩니다. 암이 발생하는 위치에 따라 결장에 생기는 암을 결장암, 직장에 생기는 암을 직장암이라고 하고, 이를 통칭하여 대장암이라고 합니다. 대장암은 대부분 점막에서 발생하는 선암이며, 이 외에도 림프종, 육종, 편평 상피암, 전이성 암 병변 등이 있습니다.

165) 대장암은 왜 생기나요?

환경적인 요인과 유전적인 요인이 있습니다.

식사와 대장암의 관련성은 가장 많이 연구된 분야입니다. 같은 민족이라도 이민 등으로 거주 및 생활습관이 변하면 유전적 차이 없이 지역적인 특성에 따라 대장암 발생률이 달라집니다. 높은 열량의 음식 섭취, 동물성 지방 섭취, 섬유소 섭취 부족, 비만 등이 대장암의 발생과 관련이 있다고 알려져 있습니다.

166) 대장암의 증상은?

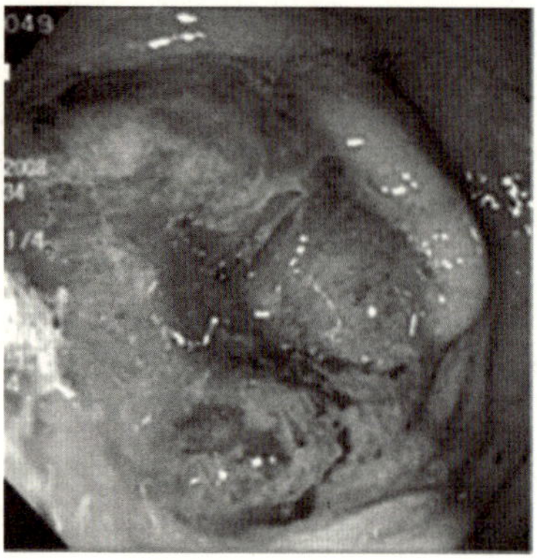

대장암 내시경 사진

57세 남자 환자가 최근 6개월 동안 간헐적인 어지럼증으로 소화기내과 외래를 방문하였습니다. 문진을 해보니, 변색깔이 가끔 짙은 색으로 나왔다고 하고, 최근 3개월 동안 5㎏의 체중감소가 있었습니다. 이 경우 소화기내과 전문의는 혈액검사 및 위 · 대장 내시경검사를 권하게 됩니다. 혈액검사에서 빈혈로 인한 어지럼증 소견으로 판단하였고, 대장내시경검사에서 우측 대장암 소견이 있었습니다. 이어 병기 설정을 위한 영상검사를 통하여 3기 대장암으로 진단받았고, 수술 후 보조항암약물요법을 받고 현재 재발 없이 경과 관찰 중입니다.

대장암의 초기에는 아무런 증상이 없으며, 대장암으로 증상이 나타난 경우는 어느 정도 진행이 되었다고 판단하게 됩니다. 진행된 대장암인 경우에는 암의 위치별로 증상의 차이가 있습니다. 우측 결장에 생기는 종양은 대장 내강이 크고 대변이 묽은 상태이기 때문에 장폐색을 일으키지 않고, 대개 만성적인 출혈로 인한 빈혈을 일으킬 수 있는 반면, 좌측 대장암은 배변습관의 변화가 생기고 장폐색 증상이 나타나기도 합니다.

대장암 종류	우측(상행결장) 대장암	좌측 (하행 및 에스상 결장) 대장암	직장암
증상	빈혈, 체중감소, 복통	배변습관의 변화, 혈변, 점액변, 장폐색	혈변, 점액변, 잔변감, 배변시 통증

증상만으로는 다른 소화기질환과 구분이 어렵기 때문에 40세 이후에서 배변습관의 변화, 혈변 등이 있으면 반드시 검사를 받아보아야 하겠습니다.

167) 한국인이 조심해야 할 식사 및 생활습관은 무엇인가요?

아직까지 한국인을 대상으로 한 대장암 관련 식이요인에 대한 연구는 많이 부족한 상태입니다. 최근 강남세브란스병원 대장암 팀, 영양팀과 성신여자대학교 식품영양학과 팀에서 한국인의 대장암 관련 식품군에 대한 연구를 시행하여 한국인 성인에서 특정 식품군이 대장암 발생에 어떠한 영향을 미치는지에 관한 연구 결과를 발표하였습니다. 생활 습관 및 식이, 운동빈도 등 다양한 원인을 같이 살펴본 결과 떡류의 섭취빈도가 높아짐에 따라 대장암 발생위험이 감소한 반면, 빵류, 붉은 육류, 유지 및 당류, 음료류의 섭취가 높아짐에 따라 대장암 발생 위험이 유의하게 증가하는 것으로 나타났습니다.

44. 직장 유암종

'건강검진으로 대장내시경을 받았는데 직장에 1.5㎝짜리 용종이 발견되어서 제거 수술하였고, 조직검사결과 유암종이라는 진단을 받았는데요, 깨끗이 없앴다면서 전이 될지도 모른다고 CT 검사를 받아보자고 합니다.'

포털사이트 네이버 게시판에 올라온 건강상식 질문입니다. 직장의 유암종은 몇 년 전쯤 〈남자의 자격〉이란 개그 프로그램에서 개그맨 윤모씨가 대장암 검사 도중 진단을 받아서, 한동안 포털 사이트 검색어 순위차트에서 주목 받았던 병이기도 합니다. 유암종이란 암과 비슷한 종양으로, 1㎝ 이상 커지면 암으로 발전될 가능성이 높다고 합니다. 윤모씨의 유암종은 3~5mm 정도의 크기로 간단한 제거수술만으로 완치가 가능했으니 천만다행입니다.

168) 직장 유암종이란?

유암종은 신경내분비세포에서 기인하는 종양으로, 악성으로 변화할 가능성이 있으며 주로 소화기계 장관에서 발생하는 경우가 많습니다. 직장은 소화기 유암종 중 세 번째로 많이 관찰되는 부위로 소화기 유암종의 13.7%를 차지한다고 보고되며, 1㎝ 이하의 경우에는 양성인 경우가 많고 2㎝ 이상의 크기에서는 10% 정도에서 악성으로 발견된다고 알려져 있습니다. 남녀의 성비는 1:1.13의 비율을 보이고 평균적으로 진단되는 나이는 56.2세로 보고되어 있으며, 국내에서는 검진목적으로 시행한 S자 결장내시경과 대장내시경 검사에서 0.08%의 환자에서 진단되었다고 보고되었습니다.

반수의 환자에서 증상이 없으나 증상이 있는 경우에서 혈변, 체중 감소, 변비, 배변습관의 변화를 보이고 항문부위의 통증이나 가려움증을 호소하기도 합니다. 악성 유암종 증후군의 흔한 증상인 피부 홍조, 소화관 운동증가, 심장판막 이상, 관절병증 등의 전신적인 증상은 전체 유암종의 10% 정도에서만 나타납니다. 대부분 건진 목적의 내시경 검사에서 우연히 발견되는 경우가 많으며, 대개 부드럽고 원형, 유동성인 점막하 종양의 형태를 가집니다. 점막은 정상이거나 황색을 띠고 조직검사상에서는 신경내분비 종양의 형태를 가지고 있으며, 면역 조직화학 염색을 통해 진단됩니다.

169) 치료는?

치료는 종양 크기가 1㎝ 이하인 경우에는 내시경적으로 국소 절제를 하면 재발이나 진행이 되지 않는 것으로 알려져 있습니다. 크기가 1~2㎝이면서 림프절 병변이 없는 유암종은 넓게 절제하고 근육층을 침범했는지 자세히 검사하는 것이 권고되며, 2㎝ 이상이고 근육층을 침범하거나 림프절을 침범한 경우는 근치적인 수술을 시행해야 합니다.

Ⅴ. 기타

45. 종양표지자

46. 중복 증후군

47. 항문 소양증

48. 대변 실금

45. 종양표지자

170) 종양표지자 검사란?

암은 정상 세포의 일부가 돌연 이상분열을 일으켜 과다 증식하는 질환으로, 체내에 암이 생기면 건강할 때는 거의 없는 특정 단백질이나 효소, 호르몬 등이 증가해 암 존재 여부를 파악하는 단서가 되는데, 이런 특수한 물질을 종양표지자라고 합니다.

종양표지자 검사는 암의 조기검진, 종양의 확진, 예후 판단, 치료 방법 결정, 치료경과 평가, 암 재발 감시에까지 이용되는 유용한 검사 수단이지만, 아직까지 종양표지자 검사에는 많은 한계점이 존재합니다.

우선 대부분의 종양표지자들은 암세포에서만 생성되는 물질이 아니기 때문에 종양이 없는데도 주변의 여러 조건에 의해 종양표지자 농도가 증가할 수도 있고, 또한 사람마다 종양의 발생 및 진행 과정에 차이가 나기 때문에 종양이 있는데도 종양표지자의 농도가 높지 않은 환자들은 이러한 표지자만으로 암을 적시에 진단할 수 없습니다. 그 뿐만 아니라 암 종류별로 딱 맞아떨어지는 고유의 종양표지자가 존재하지도 않습니다.

이런 까닭에 현재까지도 종양표지자는 단독으로 암을 진단할 수 있는 검사는 아니며 다른 영상검사와 더불어 참고자료로 이용되고 있습니다. 무엇보다도 이미 진단받은 암의 치료 후 진행 상태를 평가하거나 암 재발을 감시하는 데 가장 유용하게 활용되고 있습니다.

171) 종양 표지자는 어떤 것이 있나요?

① CEA

CEA는 세포접착에 이용되는 당단백질의 한 종류로 성인인 경우 비흡연자의 정상적인 수치는 2.5ng/㎖ 미만이고 흡연자인 경우에는 정상 수치는 5.0ng/㎖ 미만입니다. 보통 대장암이 있는 경우 혈중 CEA 수치가 올라가지만, 이 경우 반드시 대장암 혹은 다른 암이 있는 것을 의미하지 않습니다. 예를 들면 췌장암, 위장암, 폐암, 유방암인 경우에도 CEA 수치가 올라가고, 또 간경변증, 장의 염증 질환, 만성적인 폐질환, 췌장염인 경우에도

CEA 수치가 올라가기도 합니다. 또한 흡연자의 19%와 비흡연자의 3%도 CEA 수치가 올라갈 수 있습니다. 따라서 이 수치만으로는 암의 선별검사로서의 이용은 제한적이고 이미 암으로 진단된 환자에서 수술이나 항암치료 후 암 재발을 확인하는 용도의 표지자로 사용됩니다.

② CA19-9

CA19-9은 췌장암에서 가장 많이 측정되나 담낭암, 담도암, 위암, 간암 등 여러 위장관 관련 종양에서 모두 증가합니다. 또 갑상선 질환, 류마티스성 관절염, 염증성 장질환, 담도염 등 암이 아닌 질환에서도 증가할 수 있습니다.

보고에 의하면 실제 건강검진을 받은 사람 중에 CA19-9 수치가 증가한 사람들 중 대부분은 건강에 아무 이상이 없거나 갑상선염, 난소낭종 등 가벼운 질환을 가진 경우였고, 아무런 이유 없이 일시적으로 이상을 나타내는 경우도 상당수였습니다. 따라서 미국임상종양학회에서는 암의 진단에 사용하지 말 것을 권고하고 있으며, CA19-9 검사는 암의 진단보다는 치료경과를 평가할 때 주로 사용됩니다.

③ 알파태아단백(alpha-fetoprotein, AFP)

AFP는 난황낭과 태아의 간에서 만들어지며 출생 후 급격히 줄어들어 생후 6~12개월이면 성인에서 거의 측정되지 않습니다. 정상인 혈중 AFP 농도는 20ng/㎖ 이하입니다. 혈청 AFP 농도가 현저히 증가한다면 간세포암, 생식기종양, 난소나 고환의 배아세포종양, 위장관암, 담관세포종, 간전이 암 등을 의심해 볼 수 있습니다. 또한, 간경변증, 급성 및 만성 간염, 선천성 담도폐쇄증 등의 질환에서도 AFP 농도가 증가하는 것으로 알려져 있습니다.

평상시에 간 관련 질환을 앓고 있지 않았던 사람에서 AFP 농도가 400ng/㎖를 넘어서면 간암을 의심할 수 있고, 간암의 고위험군(B형, C형 만성 간염, 간경변증 등)에서는 AFP가 200ng/㎖ 이상이면 간암의 가능성이 높다고 판단할 수 있습니다. 그러나 간세포암종의 약 25%에서 AFP 수치가 정상이고, 암 외에 간염의 악화, 간세포의 재생 등에 의해서도 AFP 수치가 상승하므로 단독검사로는 간암의 조기발견 효용성이 낮고, 고위험군에서 복부초음파와 AFP검사를 병행하면 암 진단의 민감도를 93%까지 높일 수 있습니다.

AFP는 치료 경과를 살피는 데에도 이용됩니다. 수술 등을 통해 암이 완전히 제거되면 AFP 농도는 정상 범주로 떨어지며, 재발 시 AFP 농도는 다시 증가합니다.

④ 전립선특이항원(prostate specific antigen, PSA)

PSA는 전립선 세포에서 만들어지는 당단백질로 전립선 조직에 밀집되어 있기 때문에 혈청에서는 매우 낮은 수치를 보입니다. 염증이나 암 등에 의해 전립선의 정상적인 구조가 파괴되면 혈중 PSA 농도가 상승하여 전립선암을 진단할 때 유용합니다.

PSA 정상 상한치는 보통 3~4ng/㎖ 미만으로 생각하며 PSA 수치가 증가할수록 전립선암의 위험도는 증가합니다. 그러나 PSA는 암 이외에도 급성 전립선염, 양성 전립선비대증, 성관계 후 등에서도 증가할 수 있으므로 주의해야 합니다.

미국과 유럽의 비뇨기과학회와 암학회에서는 40세부터 PSA와 직장수지검사로 전립선암 검진을 시작하도록 권고하고 있습니다.

46. 중복 증후군

172) 중복 증후군(Overlap Syndrome)이란?

소화기 기능성 질환은 궤양이나 암 같은 기질적 원인이 없는 상태에서 역류, 소화불량, 통증, 설사, 변비 같은 소화기 증상을 보이는 경우를 말합니다. 대표적인 예로 최근 국내에서 빈도가 증가하는 위식도 역류질환, 역류성 식도염, 기능성 소화불량증, 과민성 장 증후군 등이 대표적인데, 중복 증후군이란 소화기 기능성 질환 중 두 가지 이상 질환이 중복되어 나타나는 것을 말합니다.

173) 얼마나 흔한가요?

특별한 원인이 없는 기능성 위장장애 환자의 경우, 두 군데 이상 소화기관에 동시에 나타나는 경우도 흔한 것으로 나타나고 있습니다. 강남세브란스병원 소화기내과에서 기능성 위장장애 환자 97명을 대상으로 조사한 결과, 두 가지 이상의 복합적인 기능성 위장장애를 가진 경우가 전체의 49.5%(48명)에 이르며, 이 중 세 가지 이상의 기능장애를 보이는 경우도 전체의 14%(14명)를 차지하고 있는 것으로 밝혀졌습니다. 기능성 위장장애가 가장 많이 나타나는 내장 기관은 장(腸)으로 72.7%(70명)를 나타냈으며, 다음으로는 위십이지장 46.4%(45명), 식도 24.7%(24명), 직장항문 20.6%(20명), 기능성복통 1%(1명)의 순이었습니다.

대표적인 증상으로는 장의 경우 변비와 설사 같은 과민성 장증후군을, 위십이지장은 소화불량이나 상복부 불쾌감, 식도는 흉통, 직장항문은 변을 조금씩 지리는 변실금, 직장항문 통증 등을 호소하고 있는 것으로 나타났습니다.

174) 어떤 의미가 있나요?

중복 증후군은 단일 질환에 비하여 증상의 중증도가 높고, 삶의 질이 낮습니다. 각 증상들에 대한 치료를 하다 보면 약물 복용량이 많아지기에, 이에 대한 정확한 원인 규명과 맞춤 치료는 고통받는 환자들의 증상을 개선하고 삶의 질을 향상시키는 데 도움이 될 수 있습니다.

47. 항문 소양증

175) 항문 소양증은 어떤 병인가요?

항문주위가 불쾌하게 가렵거나 화끈거리는 증상을 말합니다. 항문주위에 있는 풍부한 감각신경이 자극을 받으면 가려움증이 유발되어 피부를 과도하게 긁게 되고, 그로 인해 피부 손상을 일으키게 되며 이러한 피부 손상이 가려움을 더욱 악화시키게 됩니다. 특발성 소양증과 속발성 소양증이 있으며, 증상은 주로 밤과 새벽에 흔히 발생합니다.

176) 항문 소양증은 왜 생기나요?

속발성 소양증은 당뇨병, 고빌리루 빈혈증, 백혈병, 갑상선질환, 만성 콩팥병 등의 전신 질환이나 치핵, 치열, 치루, 직장 및 항문암, 직장 탈출증, 변실금, 만성설사와 같은 대장 항문 질환, 건선, 태선, 습진 등의 피부 질환, 요충과 같은 기생충 등이 원인이 되며, 특발성 소양증은 청결하지 못하거나 잘못된 생활 습관, 스트레스, 커피, 콜라, 음주 등이 그 원인으로 알려져 있습니다.

177) 항문 소양증은 어떻게 진단이 되나요?

병력을 통하여 원인이 될 만한 기저 질환이 있는지를 확인하고 즐겨 먹는 음식, 속옷의 종류, 배변과 관련한 생활 습관 등을 확인합니다. 그 후에 진찰을 통하여 항문 주위에 치핵, 치열, 치루 등의 항문 질환 및 감염 질환, 피부 질환을 확인 합니다. 이러한 임상 증상을 확인한 후에 대장 혹은 직장내시경, 박테리아 및 진균, 기생충검사를 시행할 수 있습니다.

178) 항문 소양증에 피해야 할 음식과 생활 습관은 무엇인가요?

피해야 할 음식 (항문 소양증을 악화시키는 음식)

흔한 원인	기타 원인
커피	우유 및 치즈
차, 콜라 등의 탄산음료	땅콩, 콩
기타 카페인 포함된 음료	향신료
알코올, 특히 맥주와 와인	포도, 팝콘
초콜릿, 토마토(케첩)	감귤류

피해야 할 생활 습관

배변 후에 거친 티슈로 항문을 닦거나 비누 등을 이용한 과도한 항문 세척 또한 증상을 악화시킬 수 있습니다. 비데를 이용할 경우에 미지근한 물로 항문을 세정한 후에 드라이 등을 이용하여 잘 건조하는 것이 도움이 됩니다. 속옷은 면 소재가 좋으며, 너무 몸에 꽉 끼는 것은 피하는 것이 좋습니다.

179) 항문 소양증을 치료하는 약제는 무엇인가요?

속발성 소양증이 발견된 경우에는 원인을 먼저 교정하는 것이 중요합니다. 특발성 소양증이 의심이 된다면 음식습관 교정 및 생활 습관 개선이 도움이 되며, 스테로이드 연고와 항히스타민 제제가 도움이 될 수 있습니다. 이외에도 캡사이신 연고와 메틸렌 블루 및 리도카인 피내주사 등의 치료가 이용되고 있습니다.

48. 대변 실금

180) 대변 실금이란?

부적절한 시간이나 장소에서 배변을 참지 못하고 대변 배출이 일어나는 것으로 정의하며, 그 원인으로는 항문 근육의 손상, 골반 신경(음부 신경)의 이상, 감각 이상, 설사증, 그리고 이유를 알 수 없는 특발성인 경우가 있습니다. 고령자에서는 설사, 인지와 거동 장애 등이 위험 요인으로 되어 있습니다.

변실금은 신경인성과 근육인성으로 구분합니다. 항문근육은 내항문 조임근과 외항문 조임근으로 구성되는데, 이들 근육의 손상 때문에 근육인성 실금이 발생하고, 신경인성 실금은 항문 근육에 분포하는 음부 신경의 손상에 의해 발생합니다.

신경인성 변실금은 약물 및 바이오피드백 훈련을 통해 치료할 수 있습니다. 수의근인 외항문 괄약근 손상에 의한 근육인성 변

실금인 경우 근 치환술 등의 수술을 고려할 수 있습니다.

색 인

ㄱ

가성 장폐쇄증 139

거대세포 바이러스 대장염 168

게실염 113, 123

경구 내시경적 근절개술 17

과민성 장 증후군 110, 133

구강 작열감 증후군 31

궤양성 대장염 111, 162

ㄴ

내시경 점막하 박리술 77

노인 변비 130

ㄷ

대변 실금 196

대장 게실 122

대장 게실염 123

대장암 114, 116, 175

대장 용종 170

ㄹ

ㅁ

만성 위축성 위염 64

말로리 와이스 증후군 28

말토마 92

미란 58

미란성 위염 58

미만성 거대 B세포 림프종 90

ㅂ

바이오피드백 요법 128
바렛 식도 23, 35
반지세포암 81
방사선 직장염 159
변비 125, 131
보튤리늄 독소 17
분변 잠혈 반응 검사 119

ㅅ

삼킴 곤란 14, 25, 49
소장 질환 98
소장 출혈 98, 105
소화불량증 48
소화성 궤양 61
스텐트 38, 116
식습관 22, 52
식도암 15, 35

ㅇ

아칼라지아 12
역류성 식도염 19
염증성 장질환 163
위경련 44
위 림프종 90
위 선종 74
위식도 역류질환 19
위암 45, 67, 77, 81, 84, 94
위염 45, 58, 64

위막성 대장염 157
위축성 위염 64
이소성 췌장 88
이형성 24, 65, 75
인환세포암 81

ㅈ

장상피화생 66
장염 142
점막하 종양 86
종양표지자 검사 184
중복 증후군 189
직장 유암종 179

ㅊ

ㅋ

캡슐 내시경 100
크론병 112, 165

ㅌ

ㅍ

포엠 17
풍선 확장술 17

ㅎ

항문 소양증 192
항생제 연관 설사증 155
허혈성 대장염 151
헬리코박터 46, 64, 68, 70, 93
호산구 식도염 25